漢法治癒ノート

薬学博士 田畑隆一郎

源草社

はじめに

　こんなによく効く漢方薬がいかにして創られたかと想像するだけでも楽しい。漢方家が聖典としている「傷寒論」「金匱要略」の処方の中で二種の生薬の組み合わせによるものが16種ある。この16種は単に症状を解するだけでなく、所定の病位に厳然と構えて対する病邪を処し、また周辺の同類処方の中核ともなる方格を備えている。従って術者は配合比率に至るまで勝手に動かすことはできない。故にこれらを処方と呼ばずに薬方と呼ぶ。

　薬方は漢法治療の原則をも包含している。だから漢法では病の診断を薬方名で指示することができるのである。

　また、原典中で他に枢要な二味の組み合わせを帰納すると、略12種ある。漢法薬とはうまくできていてこれら28種の取り合わせで薬方の骨格がほぼ決まってしまう。

　個々の生薬の薬能を知ることは大切であるが、二味の組み合わせは"証"の決定に重大な意味を持つ。筆者が二味の薬徴を強調する所以である。

　病者の現す症状を二味の薬徴で捉え、複数の症候のことが多いが、これらを望・聞・問・切の漢法篩にかけて整理統合した診断を薬方名で治療の指示としたのが"証"である。"証"は原典の条文に示され、それを支えているのが二味の薬徴である。

　また二味の薬徴を応用して薬方の機能図を画けば、方意を適確に示すだけでなく、薬方の運用に遺漏なからしめ漢法治療の正鵠を射ることができるのである。

2017年　秋　著者

凡　例

○本書は「傷寒論」「金匱要略」を底本となし、出典の記載はない。記載のあるものはその他の文献によるものである。

○原典の「証」は**ゴシック体**（太字）、カタカナで示した。ひらがな書きは著者のコメントである。

○第Ⅰ部の ←印は挙示した数字の項目に「証」が記されていることを示し、→印は同項目の中に記述のあることを示している。
　第Ⅱ部の →印は生薬の解説頁である。

○第Ⅰ部は病者から得た情報を二味の薬徴でまとめ、薬方として整理したものである。出来得れば、その薬方を二味の薬徴を応用して「薬方機能図」として図式化すれば方の運用は分かり易く的確なものとなる。拙著、『きぐすり曼陀羅』を参照されたい。

○第Ⅱ部は二味の薬徴の成立と応用である。「証」とは病者の現す証と、薬方の持つ証がある。薬方を自家薬籠中の物として大いに腕を奮うには第Ⅱ部を熟知せねばならない。また第Ⅰ部の基礎でもある。

目次・索引

はじめに　*1*
凡例　*2*

第Ⅰ部　症候、二味の薬徴と薬方　*7*

1. 救急，疲労倦怠・遷延した病　*9*
2. 寒・冷・厥　*13*
3. 発熱，暑がり，ほてり　*19*
4. 上衝　*25*
5. 頭痛，頭冒　*27*
6. めまい　*31*
7. 短気，少気　*35*
8. 喘・欬　*39*
9. 心胸部の異常　*45*
10. 心下部の異常　*51*
11. 胸脇部の異常　*57*
12. 煩，煩躁，狂癇　*61*
13. 悸，動　*71*
14. 汗の異常　*75*
15. 渇，乾　*81*
16. 胃　*85*
17. 呕，呕吐，噦　*95*

18. 黄　*101*

19. 腹候，腹満，腹痛　*105*

20. 下利　*113*

21. 便秘　*119*

22. 小便の異常　*123*

23. 浮腫　*129*

24. 体痛，麻痺　*133*

25. 外科的症候　附：出血　*139*

26. 皮膚の病　*143*

27. 婦人の病　*149*

28. 小児の病　*157*

第Ⅱ部　薬徴とそのパートナー　*159*

1　気　*163*
　　桂枝　*164*
　　甘草　*168*
　　厚朴　*170*
　　橘皮　*171*
　　枳実　*173*

2　血　*175*
　　当帰　*176*
　　川芎　*178*
　　芍薬　*179*
　　桃仁　*183*
　　牡丹皮　*186*
　　地黄　*188*
　　人参　*191*

3　水　*195*

黄耆　*196*
麻黄　*198*
防已　*201*
杏仁　*203*
栝呂実　*204*
半夏　*206*
生姜　*210*
朮　*213*
沢瀉　*215*
茯苓　*217*
猪苓　*221*

4　滋潤　*223*

阿膠　*224*
葛根　*225*
膠飴　*227*
大棗　*229*
麦門冬　*231*

5　温める　*233*

呉茱萸　*234*
乾姜　*235*
附子　*238*
烏頭　*242*
細辛　*243*

6　清熱　*245*

黄連　*246*
黄芩　*248*
黄檗　*250*
柴胡　*251*
梔子　*253*
石膏　*254*

7　通利　*257*

大黄　*258*
芒硝　*260*

主な参考文献　*261*
おわりに　*262*

第Ⅰ部 症候、一味の薬徴と薬方

1 救急, 疲労倦怠・遷延した病

　　疲れると訴えるのは虚証の者が多い.

　　虚証とは抗病反応の低下したもので, 症状は弱々しく, 脈・腹に力なく, 顔貌に締まりなく声に張りがなく, 動作は遅鈍.

　　虚証を呈する者は, 常の状態が虚弱で, 胃腸弱く, 或は寒がり, 或は好んで横臥したがったり, 気持ちが引き立たない者が多い.

　　疲労倦怠の者は単なる疲労だけでなく証と結びつく症候を含んでいるので注意して観なければならない.

症候	二味の薬徴	薬方
解肌の剤	←3．発熱・暑がり・ほてり ＊一種の強壮剤．老人，妊産婦に．これより発する方多し．	桂枝湯
生まれ付き体弱く	←12．煩，煩躁，狂癇 ＊性的神経症，汗出で赤ら顔，臍上動悸．	桂枝加竜骨牡蛎湯
精神困乏	←11．胸脇部の異常 ＊身熱，動悸，煩悶，盗汗，神経質で陰惨な感じ．	柴胡桂枝乾姜湯
思慮過剰，驚悸して寝ねず	←12．煩，煩躁，狂癇 ＊胃腸虚弱で貧血，疲労，神経症．	帰脾湯（済生方）
疲れすぎて眠れず	←12．煩，煩躁，狂癇 ＊胃腸虚弱で貧血，疲労，神経症．	酸棗湯
短気，倦怠，口渇	←13．悸，動 ＊プレショック状態．	生脈散（千金方）
ひどく手足を冷たがり，脈細	←2．寒，冷，厥 ＊別名かいろ湯．	当帰四逆加呉茱萸生姜湯
脈結代し，心動悸	←13．悸，動 ＊汗が出て胸苦しく，動悸，脈は不整．	炙甘草湯
虚労裏急，諸の不足	［当帰・黄耆］［芍薬・膠飴］ ＊稀膿止まず，新肉長ぜざる者．	耆帰建中湯

下腹部の機能衰退	←24. 体痛，麻痺 ＊下腹部の陽気を回らし，水血の循環を整える．	八味丸
千に一つの打開の方	←16. 胃 ＊四逆湯は下利厥冷，本方は貧血，疲労，食欲なし．	十全大補湯（和剤局方）
但だ寝んと欲す	＊身体萎縮して疲労し，精神恍惚として恰も眠らんとするが如き状．	少陰の病為る
中焦を理す	←20. 下利 ＊四逆湯は下利厥冷，本方は嘔吐して食せず，下利．	理中丸
寒がり，水気有り	←20. 下利 ＊下利，虚熱，めまい感，顔色すぐれず，水っぽく，冷え．	真武湯
手足厥逆，脈微	←2. 寒，冷，厥 ＊陰証の極，内寒外熱，手足厥逆．	通脈四逆湯
病仍ほ解せず煩躁	←12. 煩，煩躁，狂癇 ＊施治しても以前と変らず，或は隠れ冷え症あり．意欲が消退．	茯苓四逆湯
大気一転の方	←10. 心下部の異常 ＊悪性の病状を打開．心下堅が目標．	桂枝去芍薬 　加麻黄附子細辛湯
古い毒がこり固まって動かず	＊揺り動かしてゆさぶる．	葛根加朮附湯 桂枝加朮附湯
気に立ち向かう心の奮起	＊高級良質の品を200mg．	牛黄

血を循環させ危篤を救う	＊麝香, 人参, 生姜と共用.	熊胆
養生訓（貝原益軒）	養生ノ道, 多クイウヲ用イズ. タダ飲食ヲ少ナクスベシ. 病ヲタスクルモノヲ食ワズ, 色欲ヲツツシミ, 精ヲオシミ, 怒リ, 悲シミ, 憂イニ思イヲ過ゴサズ, 心ヲ平ラカニシテ, 気ヲ和ラゲ, 言ヲ少クシ, 無用ノコトヲ省キ, 風寒暑湿ノ外邪ヲ防ギ, マタ時々身ヲ動カシ, 歩行シ, 時ナラズ眠リ臥スコトナク, 食気ヲメグラスベシ. コレ養生ノ要ナリ.	

2　寒・冷・厥

　寒とは，さむい，こごえる，くるしいの意味である．

　陽証では寒を悪(にく)んでいるうちに発熱をともない，やがて熱感を覚える状態で，太陽病では悪寒発熱，少陽病では往来寒熱，陽明病の背微悪寒などがそれである．

　陰証の悪寒は唯唯寒がるばかりで，新陳代謝は沈衰の一途を辿り早く救わねば険悪な症が百出する．芍薬甘草附子湯や四逆湯の悪寒，附子湯の背悪寒などがある．

　冷とは，ひややか，ひえる，おとろえるの意味で，主に陰証期の他覚的な冷えの状態に用いられる．

　厥はつきる，のぼせるの意で，寒，冷の病状がきついものを厥冷，厥寒と呼ぶ．

　厥冷とは，内に属する冷で，術者が患家の四肢に触れて冷を確認することで患者本人は自覚しないこともある．四逆湯や呉茱萸湯がそれである．

　また，厥冷の状のきついものには逆の字をつけて厥逆と呼ぶ．通脈四逆湯がある．

　外襲によって外表が冷えるものを厥寒と呼ぶ．本人が冷えに苦しむ殻(から)冷えで，当帰四逆湯がある．

症候	二味の薬徴	薬方
悪寒ス	←3 発熱・暑がり・ほてり ＊悪寒してセットポイントを上げるとやがて熱汗に代わり発汗．	太陽病
悪風		中風．脈緩ナル者．
悪寒		傷寒．脈緊ナル者．
頭痛，発熱シ，汗出デ悪風	[桂枝・甘草] [芍薬・甘草] ＊虚弱者向けの悪風の剤．粥をすすり，布団をかぶり温かくして汗を出す．	桂枝湯
項背強バルコト几几，反ッテ汗出デ悪風	[桂枝・葛根] [芍薬・甘草] ＊桂枝湯証にて（汗出で）項背強ばる者．	桂枝加葛根湯
項背強バルコト几几，汗無ク悪風ス．	[桂枝・葛根] [桂枝・麻黄] ＊表証があって項背強ばり汗無く悪風する者．	葛根湯
往来寒熱，胸脇苦満	←11 胸脇部の異常 ＊寒往けば熱来り，熱往けば寒来たる弛張熱．	小柴胡湯
往来寒熱，心煩	←11 胸脇部の異常 ＊夕刻になると悪寒し，やがて発熱．	柴胡桂枝乾姜湯
少陰病，四逆	←11 胸脇部の異常 ＊湿邪の熱が内に抑え込まれて顔色蒼黒く，手足冷え，或は手に汗．	四逆散

肩のあたりだけが寒い	←3 発熱・暑がり・ほてり ＊顔色赤く暑がり，欬．	桂麻各半湯
手足厥寒，脈細ニ絶セント欲ス	[当帰・大棗] [当帰・細辛] ＊病人自ら殻冷えに苦しみ，疲れやすく，しもやけ，腹痛，頭痛． 　姜附の症と同じからず．	当帰四逆加呉茱萸生姜湯
腰背痠疼	[当帰・芍薬] [茯苓・朮] ＊腰に板を当てたように重く，冷えて痛む．	五積散（和剤局方）
つま先冷たく，のぼせ	←27 婦人の病	桃核承気湯
激動急迫の厥．肺中冷	[甘草・乾姜] ＊手足から冷えあがり煩躁，吐逆． 　陽気が内に渋り，内外にのびず一身厥冷． 　この二薬を含む薬方には胃内停水を認めること多し．	甘草乾姜湯
便秘し，胸もと痞え，寒がり	←10 心下部の異常	附子瀉心湯
便秘，冷え症	←21 便秘	大黄附子湯
腰冷えて重く，小便自利	[乾姜・朮] [甘草・乾姜] ＊陽気乏しく水を流通せしむる能わず水滞り気衰える．	苓姜朮甘湯
貧血，冷え症	←27 婦人の病	当帰芍薬散
胃腸弱く，冷え症	←16 胃	人参湯
振寒	虚スルガ故也	脈微細

少陰病の初発 　背中にイヤーな寒け	[麻黄・附子] [細辛・附子] ＊好んで蹲臥し，のどちく，欬，小便清利．	麻黄附子細辛湯
少陰病，少しく発汗の剤	[麻黄・附子] [甘草・麻黄] ＊前方より病勢やや緩．喘．両者合方も可．	麻黄附子甘草湯
疼痛激甚，布団に入っても温まりにくい	←24 体痛，麻痺 ＊病は深く重く冷えと疼痛．	甘草附子湯
悪寒止まず，四肢攣急	[甘草・附子] [芍薬・甘草] ＊陰虚証で冷えた者．茯苓四逆湯に合方して可．	芍薬甘草附子湯
四肢冷え，水っぽく悪寒	[茯苓・附子] [附子・生姜] ＊冷えて停滞した水気が上行して，虚熱，悸，めまいし，また下行して腹痛，下利，小便不利，浮腫する者．	真武湯
背悪寒，手足寒，骨節痛	[附子・人参] [附子・茯苓] ＊尿利渋滞，身体疲労感．真武湯の生姜を人参に代う．	附子湯
手足厥冷スル者	[乾姜・附子] [甘草・乾姜] ＊脈遅，或は浮にして遅で，下利，身体疼痛，乾嘔，腹痛，脱汗，喘，ときに虚熱．	四逆湯
手足厥逆シ，脈微ニシテ絶	[乾姜3・附子] [甘草・乾姜] ＊前方にして厥冷の症激甚．ときに虚熱を発し赤い顔．加熊胆．	通脈四逆湯
病仍ホ解セズ煩躁	[茯苓・附子] [甘草・乾姜] ＊施治しても癒えず，心下痞鞕し，食進まず，手足厥冷し，癒えない者．四診では検知し得ない裏寒（潜証）．芍甘附子湯を合方．	茯苓四逆湯

腹中，寒気厥逆	[烏頭・細辛][茯苓・半夏] ＊腹中に水気が凍凝して陽気めぐらずひどく冷えあがる．	赤丸（夏）
	[烏頭・細辛][茯苓・桂枝] ＊ひどく冷えあがり身体疼痛する者．	赤丸（桂）

〈応じる薬徴〉

桂枝 ── 肌表を温めて表気を発散
呉茱萸 ── 胃を温める
乾姜 ── 消化管を温める
附子 ── 虚寒を温めて陽気を救う
烏頭 ── 凍凝した虚寒を温める
細辛 ── 陳寒を温める

[桂枝・甘草]	悪風,手足厥寒	[桂枝・附子]	悪寒
[当帰・大棗]	殻冷え	[麻黄・附子]	悪寒
[当帰・細辛]	厥寒	[人参・附子]	悪寒
[大棗・甘草]	表寒	[乾姜・附子]	裏寒を救う主薬
[乾姜・朮]	尿の利,不利を調える	[細辛・附子]	陳寒を温める
[甘草・乾姜]	厥逆,肺中冷	[甘草・附子]	悪寒,厥逆
[茯苓・乾姜]	腰中冷	[茯苓・附子]	陽気不順
[呉茱萸・生姜]	手足厥冷	[烏頭・細辛]	凍凝した水血を温める

3　発熱，暑がり，ほてり

　漢法でいう熱とは西洋医学の熱とは必ずしも一致しない．体温計で39℃を示していても病人自身が寒がっていれば熱とは認めず寒である．病毒に侵された体は先ず身を縮めて熱を上げて異物を追い出そうとする．自力で間に合わなければ，陽証では桂枝，陰証では乾姜や附子などの産熱援助の剤を送り込む．そして目的とする異常体温レベルまで持って行く．何を送るかは術者の腕にかかっている．

　この温熱産生の70％以上は筋肉の収縮によって行われる．体を動かせ，歩けと口酸っぱく言っているのはこの意味である．また果物，生野菜，ジュース，酢などの陰性食品を常用していると，いざというときに熱をつくる力が落ちてしまう．これ体力の無さである．

　暑がるのは胃や腸に熱を持っている場合で，ほてりの症は太陰病に多い．

症候	二味の薬徴	薬方
頭痛，発熱シ，汗出デ悪風スル者	[桂枝・甘草][大棗・生姜] ＊粥をすすり，温かくして，静かに．	桂枝湯
胸もとが痞える軽い感冒	[蘇葉・香附子][陳皮・甘草]	香蘇散（和剤局方）
汗無く悪風やがて発熱	← 2．寒，冷，厥 ＊身浮実，無汗で，項背強ばる熱性病の初期．	葛根湯
頭痛発熱シ，身疼，腰痛，汗無クシテ喘ス	[桂枝・麻黄][麻黄・杏仁] ＊無汗で脈・腹ともに充実．裏水上提して喘あり．	麻黄湯
発熱悪寒シ，汗出デズシテ煩躁	[桂枝・麻黄・石膏][麻黄・杏仁] ＊発汗剤の最右翼．麻黄湯合麻杏甘石湯又は越婢湯の意．	大青竜湯
心下ニ水気有リ，発熱シテ欬	[桂枝・麻黄][甘草・乾姜] ＊脈は緊細で力あり，冷えっぽい顔色，胃内停水．	小青竜湯
熱多ク寒少ナシ	桂枝湯・麻黄湯各1/3合方 ＊赤い顔で布団をはぐ，欬，肩の辺が寒い．	桂麻各半湯
熱多ク寒少ナシ	桂枝湯2：越婢湯1合方 ＊前方証で渇，尿不利．	桂枝二越婢一湯
頭項強バリ痛ミ，翕翕トシテ発熱，汗無シ	[茯苓・朮][生姜・朮] ＊葛根湯に似た反射的症候は水気を尿に導けば治癒する．	桂枝去桂加茯苓朮湯
発熱シ，渇シテ水ヲ飲マント欲シ，小便不利	← 22 小便の異常 ＊膀胱炎など．汗無シ．	猪苓湯

身熱，悪風	←11．胸脇部の異常	小柴胡湯
手足温ニシテ渇	←11．胸脇部の異常	小柴胡湯
熱気まとわりついて去らず	小柴胡湯合桂枝湯 ＊悪風して嘔して食進まず癒えるが如く癒えざるが如き者．	柴胡桂枝湯
四肢煩熱ニ苦シム	［黄芩・苦参］［黄芩・地黄］ ＊小柴胡湯は嘔して食を欲せず．本方は心胸苦満，掌蹠膿疱症や血の道症．	三物黄芩湯
汗出デテ喘シ，大熱無キ（伏熱有リ）者	←8．喘・欬 ＊大熱無き症は麻黄・石膏を配して伏熱を消解する．	麻杏甘石湯
一身悉ク腫レ，大熱無シ（伏熱有リ）	←23．浮腫	越婢湯
深く沈んでこびりついた熱	［黄連・黄芩］［黄檗・梔子］ 或は［柴胡・芍薬］ ＊発病後日を経て，余熱が内にこもり，舌乾燥，口燥き，心下痞鞕し，気持定まらず，悪心，不眠などのある者．	黄連解毒湯
身熱シ，汗自ズカラ出デ，悪寒セズ，反ッテ悪熱ス		陽明ノ外証
大熱無ク，口燥渇シ，心煩	←15．渇，乾 ＊裏に伏熱甚だしく，津液欠乏した者．	白虎加人参湯
表裏倶ニ熱シ，大渇	←15．渇，乾	白虎加人参湯

温瘧，身ニ寒無ク，但熱シ	[知母・石膏][知母・桂枝] ＊身体灼熱し，顔色赤く，大渇の頭痛や皮膚炎など．	白虎加桂枝湯
瘀熱裏ニ在リ，身必ズ黄ヲ発ス	←18．黄	茵蔯蒿湯
但ダ熱スル者	←21．便秘	調胃承気湯
蒸蒸トシテ発熱	←21．便秘	調胃承気湯
潮熱ヲ発シ，脈滑ニシテ疾ナル者	←21．便秘	小承気湯
腹満シテ喘シ，潮熱有リ	←21．便秘	大承気湯
手掌煩熱，唇口乾燥	←27．婦人の病	温経湯
手掌煩熱，虚労，裏急 （夏は焼け，冬は冷え）	←19．腹候，腹満，腹痛	小建中湯
四肢煩熱，冬は冷え	←24．体痛，麻痺	八味丸
反ッテ発熱，脈沈	←2．寒，冷，厥 ＊太陽病のウラ，のどちく，背が寒い．	麻黄附子細辛湯
下利して悪寒，発熱，頭痛	←20．下利	桂枝人参湯
身ニ大熱無キ者	[乾姜・附子] ＊精気脱すること甚だしく病は急で軽い．	乾姜附子湯

汗出デテ解セズ，仍ホ発熱	←2．寒，冷，厥 ＊張り子の虎の如き虚熱，顔つき，動作，手足の冷え．	真武湯
大汗出デ，熱去ラズ	←2．寒，冷，厥 ＊仮熱．脈候は浮でも数でなく，遅．細数．沈遅弱．	四逆湯
裏寒外熱，身反ッテ悪寒セズ	←2．寒，冷，厥	通脈四逆湯
夜明けの高熱		真武湯，四逆湯
発熱するとすぐ苦痛を覚える		虚証
困すと雖も苦しむ所無し	＊熱があっても平気で外歩きするなど．	真武湯 麻黄附子細辛湯

〈応じる薬徴〉

桂枝 —— 表気を発散

麻黄 —— 上部・表位に凝結した水を逐う

石膏 —— 気をゆるめて内外の鬱熱を消する

[桂枝・甘草]	発熱	[茵蔯・梔子]	胸中の熱
[桂枝・麻黄]	発熱	[大黄・芒硝]	実熱
[桂枝・麻黄・石膏]	発熱	[黄芩・苦参]	煩熱
[麻黄・附子]	発熱	[桂枝・牡丹皮]	手掌煩熱
[茯苓・朮]	発熱	[芍薬・膠飴]	手掌煩熱
[麻黄・石膏]	伏熱	[乾姜・附子]	虚熱
[石膏・知母]	清熱		

4 上衝

　のぼせて顔などがほてる状態．

　高血圧，更年期障害，自律神経失調症，ノイローゼなどの逆上感．それに顔面の充血，ほてりや頭痛を伴うことが多い．

　上逆とは上衝の程度の強い状態．

　衝逆とは異常感覚が腹部から起こって，左胸部に強くつきあげる状態．

　奔豚の病は，少腹より起こり咽喉に上衝し，発作すれば死せんと欲し，復た還り止む，とある．

　奔豚とは発作性に現れる神経症状で，下腹部より上方に向かって気が激しくつきあげるような感じで，激しいときは脳天にまで来る者もあり，苦しみもだえて暴れることもある．

症候	二味の薬徴	薬方
其の気上衝スル者	[桂枝・甘草][大棗・甘草]	桂枝湯
	*気の上衝は上部及び表より解散．脈促・胸満の桂枝去芍薬湯は一級激しい．	
奔豚ヲ発ス．気少腹ヨリ心ニ上衝	[桂枝5・甘草][大棗・甘草]	桂枝加桂湯
	*表症未だ尽く去らず，上衝甚だし．奔豚は悸して衝逆の甚だしき状．	
臍下悸シ，奔豚ト作ラント欲ス	[桂枝・茯苓][大棗・甘草]	苓桂甘棗湯
	*下部の水を引き上げて奔豚．朮なし，故に痛なし．瀉心湯を兼用すべき者あり．	
奔豚気上ッテ胸ヲ衝キ，腹痛，往来寒熱	[当帰・川芎][葛根・甘草]	奔豚湯
気少腹ヨリ上ッテ胸咽ヲ衝キ	[桂枝・茯苓][桂枝・五味子]	苓桂味甘湯
	*沈む夕陽に似た赤い顔色．欬，冷え．	
面熱し酔えるが如く	←10．心下部の異常	瀉心湯
両頬紅赤，骨蒸労嗽	←13．悸，動	炙甘草湯
のぼせた特異な赤さ	←2．寒，冷，厥	通脈四逆湯

5 頭痛，頭冒

頭痛は太陽病のトレードマーク．

原因：外邪 — 葛根湯，麻黄湯，麻黄附子細辛湯など
　　　痰飲 — 苓桂朮甘湯，茯苓飲など
　　　血証 — 桃核承気湯，桂枝茯苓丸など
　　　食毒 — 呉茱萸湯など

慢性頭痛，偏頭痛，常習頭痛は女性に多い．

偏頭痛は眼科疾患に関わることが多い．

頭冒とは頭がボーッとして帽子をかぶったような感じのするもの．

症候	二味の薬徴	薬方
脈浮ニ，頭項強バリ痛ミ		太陽ノ病為ル
	*頭痛し項強ばるの謂．邪熱上行するの徴．	
頭痛，発熱シ，汗出デ悪風	←2．寒，冷，厥	桂枝湯
割れんばかりの頭痛	←4．上衝	桂枝加桂湯
頭痛，発熱シ，汗無クシテ喘	←3．発熱・暑がり・ほてり	麻黄湯
真頭痛（くも膜下出血など）	←3．発熱・暑がり・ほてり	大青竜湯，紫円
	*卒然と発して頭痛，激痛，夕べに発してあしたに死す．尺沢を刺すべき者あり．	
雷頭痛（緑内障，丹毒）	←3．発熱・暑がり・ほてり	大青竜湯，紫円
	*卒然と頭痛を発し，眉額激痛し，疼痛して破裂するか如き者．甚だ懼るべし．	
頭項強バリ痛ミ翕翕トシテ発熱	←3．発熱・暑がり・ほてり	桂枝去桂加茯苓朮湯
立ちくらみして頭痛	←6．めまい	苓桂朮甘湯
頭痛，発熱シ，水を飲マント欲ス	←15．渇，乾	五苓散
経期に至る毎に頭痛	←27．婦人の病	桂枝茯苓丸
血の道症のズキンズキン	←3．発熱・暑がり・ほてり	柴胡桂枝湯
頭の中が痺え，首の中に血	←10．心下部の異常	瀉心湯

手足こごえて発作性の激しい頭痛	←2．寒，冷，厥	当帰四逆加呉茱萸生姜湯
頭痛して上逆	[川芎・大黄]	芎黄散（東洞）
諸毒沈滞して頭痛	←11．胸脇部の異常	大柴胡湯
目の奥が痛む．生理と関係あり．	[当帰・川芎][細辛・防風]	清上蠲痛湯（寿世保元）
胃腸の弱い者の頭痛とめまい	[生姜・半夏][茯苓・朮]	半夏白朮天麻湯（脾胃論）
起床時に頭痛	[釣藤・生姜][半夏・石膏] ＊末梢血管を拡張．	釣藤散（本事方）
大便セザルコト六七日，頭痛熱アル者	[枳実・大黄][枳実・厚朴]	小承気湯
乾嘔シ，涎沫を吐シ，頭痛	[呉茱萸・生姜][人参・大棗] ＊手足がひどく冷え，煩躁，嘔吐し，激しい頭痛．	呉茱萸湯
水瀉性の下利で悪寒，発熱，頭痛	[桂枝・甘草][人参・乾姜]	桂枝人参湯
閃輝暗点症	＊2〜3秒，電光の如く輝き，猛烈な頭痛と吐き気，時に2〜3日続く．コーヒーや茶．	頭痛の治療に準じる
時ニ冒ス	←4．上衝	苓桂味甘湯
足冷，頭重	←27．婦人の病	当帰芍薬散

6　めまい

　眩暈，目眩，目運，頭眩，癲眩。諸眩の類は気逆に因ると雖も水を帯びる者多し。

　回転性のめまいや立ちくらみは，胃腸虚弱や水毒として対処してうまくいくことが多い。ふらつきは眼底動脈の一過性の循環不全——真武湯，釣藤散 etc.

耳疾患　　——柴胡剤，苓桂朮甘湯，沢瀉湯，八味丸，当帰芍薬散
神経症，血の道症
　　　　　——柴胡剤，苓桂朮甘湯，桂枝加竜骨牡蛎湯，桂枝茯苓丸
船暈　　　——小半夏加茯苓湯，当帰芍薬散，苓桂朮甘湯
胃腸障害——苓桂朮甘湯，茯苓沢瀉湯，五苓散，呉茱萸湯，
　　　　　　小半夏加茯苓湯，茯苓飲
高血圧　　——瀉心湯，柴胡剤，釣藤散
脳貧血　　——苓桂朮甘湯，八味丸
眼性眩暈——苓桂朮甘湯，五苓散，桂枝茯苓丸

症候	二味の薬徴	薬方
目眩		少陽ノ病為ル
	＊所謂目眩なり．目眩は太陽表位の極地．	
起テバ則チ頭眩ス	［桂枝・茯苓］［茯苓・朮］	苓桂朮甘湯
	＊心下の水飲が気逆のために上提せられて，めまい，のぼせ，心悸亢進，尿不利，眼精疲労など．芎黄散兼用．	
冒眩ニ苦シム	［沢瀉・朮］	沢瀉湯
	＊水，心胸に在って動かず，冒眩に苦しむ．嘔はない．	
卒カニ嘔吐シ，心下痞シ，膈間ニ水有り，眩悸ス	［生姜・半夏］［半夏・茯苓］	小半夏加茯苓湯
	＊本方は胸中の水を利す．沢瀉湯は下焦に水を導く．故に沢瀉の量多し．	
涎沫ヲ吐シテ癲眩	← 15．渇，乾	五苓散
	＊ひっくり返るような激しいめまい．てんかんではない．	
多い訴えの中のめまい	← 16．胃	茯苓沢瀉湯
胃腸の弱い者のめまい	← 5．頭痛，頭冒	半夏白朮天麻湯 （脾胃論）
中風卒倒	← 10．心下部の異常	瀉心湯
暈倒気絶	← 24．体痛，麻痺	麻黄加朮湯
	＊ガス中毒など．	

必ズ眩シ,多ク涎唾ス	←2.寒,冷,厥 ＊滞る水飲が上に出てめまい,下部はしまりなく遺尿,足冷,唾液分泌過多.	甘草乾姜湯
手足冷え,嘔吐するめまい	←2.寒,冷,厥	呉茱萸湯
貧血,冷え症でめまい	←27.婦人の病	当帰芍薬散
頭眩シ,振振トシテ地ニ擗レント欲ス	[附子・生姜][茯苓・朮] ＊陽気外に漏れ,水気もまた上に泄れてめまい,四肢冷たく重く,腹痛,尿利減少.起臥に関係ないめまい.	真武湯
卒然として暈悶	←2.寒,冷,厥	四逆湯
メニエール症候群		沢瀉湯 真武湯 柴胡剤 苓桂朮甘湯合四逆散 四逆湯類
小脳変性症	＊他に陽性症状があっても.	真武湯

〈応じる薬徴〉

[麻黄・朮]	腫, 疼痛	[生姜・半夏]	嘔, 嘔吐を治す主薬
[桂枝・茯苓]	裏気の衝逆を和す	[生姜・茯苓]	悸, 頭眩を治す
[茯苓・朮]	水気を順通する最も速やかな剤	[生姜・附子]	頭眩を治す
[半夏・茯苓]	水気を乾かす	[呉茱萸・生姜]	手足厥冷
[沢瀉・朮]	心下の支飲を解して冒眩を治す	[甘草・乾姜]	肺中冷を治す

7　短気，少気

短気

呼吸が苦しく息ぜわしい状態．気急気迫．呼吸促迫．

少気

呼吸が浅くたえだえとするさま．浅表性呼吸．呼吸微弱．息切れ．

症候	二味の薬徴	薬方
胸中ノ気塞ガリ，短気スル者	[茯苓・杏仁][茯苓・甘草] ＊胸痺，気が主．脈力弱，心下の痞鞕，動悸，息切れで心疾患に．心下部のみ痞堅し，腹力軟．	茯苓杏仁甘草湯
胸中ノ気塞ガリ，短気ス	[橘皮・枳実][橘皮・生姜] ＊胸痺，胸の奥の痞え，呼吸困難，息切れで呼吸器疾患に．	橘枳姜湯
短気シ，微飲有ルハ小便ヨリ之ヲ去ルベシ	← 6．めまい ＊水飲が主．上焦，若い人．	苓桂朮甘湯
短気シ，微飲有ルハ小便ヨリ之ヲ去ルベシ	← 19．腹候，腹満，腹痛 ＊水血ともに循らず少腹不仁，下焦，年配の人．	八味丸
喘満，短気	← 8．喘・欬	麦門冬湯
喘満，心下痞堅	[防已・人参][桂枝・石膏] ＊心臓弁膜症等に起こる鬱血肝，心悸亢進，口渇．	木防已湯
心痛背ニ徹シ，短気	← 9．心胸部の異常	栝呂薤白半夏湯
身重ク短気シ，腹満シテ喘	← 21 便秘	大承気湯
痛ミ劇シク，汗出デ，短気	← 24．体痛，麻痺 ＊痛み劇しく，汗出て，短気．	甘草附子湯
虚羸，少気	[竹葉・石膏][麦門冬・人参] ＊精力衰憊し，虚気上逆し，口渇し，吐せんと欲し，皮膚枯燥し，余熱ある者．	竹葉石膏湯

気息微微	[梔子・香豉・甘草] ＊心中もやもやとして気息微微．肺炎のときに呼吸浅表を伴う胸痛など．	梔子甘草豉湯
気息微微	←2．寒，冷，厥	通脈四逆加猪胆汁湯

〈応じる薬徴〉

[桂枝・甘草]	短気	**[栝呂実・半夏]**	心痛
[桂枝・茯苓]	短気	**[大黄・芒硝]**	腹満して喘
[茯苓・杏仁]	短気	**[附子・甘草]**	悪寒
[茯苓・甘草]	短気	**[麦門冬・人参]**	脈結代,欬,少気
[橘皮・枳実]	胸痺,胸中気塞	**[竹葉・石膏]**	少気
[橘皮・生姜]	胸痺,宿水	**[梔子・香豉]**	虚煩
[防已・人参]	心下痞堅		

8 喘・欬

喘

喘は端，短で短い息づかい，急流のような速いせわしい息づかい．呼吸困難．

涎沫

連綿として断えざるもの涎と曰い津液の化するところ．軽浮にして白きものを沫と曰い，水飲の作すところ．

五臓六腑をして咳せしむ，独り肺のみに非ず．

症候	二味の薬徴	薬方
微喘スル者	[厚朴・杏仁] [桂枝・厚朴] ＊裏気，水と倶に胸中以上に上迫．自汗のある虚弱な者の胸の中がつまるような微喘．	桂枝加厚朴杏仁湯
心下ニ水気有リ発熱シテ欬	[細辛・五味子] [甘草・乾姜] ＊裏の陽気が乏しく，水飲が心下に集まり欬．加杏仁，加茯苓・杏仁，加石膏，加附子．	小青竜湯
汗なくして哮喘	[桂枝・麻黄] [甘草・麻黄]	麻黄湯
喘急息迫	[甘草・麻黄] ＊実証の喘息によし．長期服用も可．虚証には不可．甘草2〜4，麻黄4〜8．	甘草麻黄湯
汗出デテ喘シ，哮喘	[麻黄・石膏] [甘草・麻黄] ＊裏気が水気を外迫せしめて．面目浮腫，咽乾口渇．	麻杏甘石湯
利遂に止マズ，喘シテ汗出ヅ	← 20．下利 ＊止まざる下利の鬱熱胸に迫り呼吸困難．	葛根黄連黄芩湯
欬シテ上気シ，目脱スル状の如ク	[麻黄・石膏] [生姜・半夏] ＊呼吸困難，上気，渇．喀痰は粘稠．	越婢加半夏湯
大逆上気シ，咽喉不利	[麦門冬・半夏] [麦門冬・人参] ＊立て続けに乾咳が出て，口内乾燥，頬部潮紅．	麦門冬湯
持続する微喘	← 11．胸脇部の異常 ＊下をとって喘を治す．	大柴胡湯

或ハ欬スル者	←11. 胸脇部の異常	小柴胡湯
治喘と体質改善		柴胡剤合半夏厚朴湯
治喘と体質改善		柴胡剤合橘皮枳実生姜湯
欬嗽，胸痛，膠痰		柴胡剤合小陥胸湯
カラ欬，口乾	←11. 胸脇部の異常 ＊加茯苓杏仁．	柴胡桂枝乾姜湯
咳き込んで，肩であえいで呼吸	←13. 悸，動	炙甘草湯
冷えっぽく，泡沫様痰，喘，浮腫	[茯苓・杏仁][細辛・五味子] ＊小青竜湯適応で虚寒の者．	苓甘姜味辛夏仁湯
咳き込み強く，痰が切れない	[麦門冬・五味子][茯苓・杏仁]	清肺湯（回春）
気鬱で呼吸困難	[麻黄・杏仁][厚朴・蘇葉]	神秘湯（外台秘要）
稀薄な唾液分泌過多	←2. 寒，冷，厥	甘草乾姜湯
のどチクで欬	←2. 寒，冷，厥 ＊喘鳴あれば加甘草．	麻黄附子細辛湯
胸苦しい欬	←9. 心胸部の異常	桂枝去芍薬加麻黄附子細辛湯
仍ほ解せず煩躁する喘欬	←2. 寒，冷，厥	茯苓四逆湯

心臓性喘息	←9. 心胸部の異常	木防已湯
心臓性喘息	←7. 短気, 少気	茯苓杏仁甘草湯

〈応じる薬徴〉

杏仁 ── 上表に迫る裏水を下降する

麦門冬 ── 肺を滋潤する

厚朴 ── 気を下し満を散じる

[桂枝・麻黄]	喘欬	[芍薬・甘草]	欬
[桂枝・石膏]	喘	[麦門冬・半夏]	欬
[麻黄・杏仁]	喘欬	[麦門冬・人参]	欬
[麻黄・石膏]	喘, 腫	[麦門冬・五味子]	欬
[甘草・麻黄]	喘	[細辛・五味子]	欬
[麻黄・附子]	欬	[五味子・人参]	欬
[厚朴・杏仁]	微喘	[甘草・乾姜]	欬
[茯苓・杏仁]	欬	[防已・人参]	喘満
[茯苓・半夏]	欬	[防已・石膏]	喘満
[桃仁・葦茎]	肺癰	[柴胡・黄芩]	欬
		[枳実・大黄]	喘

9　心胸部の異常

　心は君主の器官で心が宿っていて人間の生命全体を支配する．

　心包は宰相の器官で心の命令を受けて，その中に血液を盛り動脈静脈となって全身を栄養する．

　支飲の症は不治なりと云われているが，心臓弁膜症等に応じる木防已湯類が効くものがある．心臓弁膜症は肺臓・肝臓の鬱血で運動は向かない．安静が大事である．

　胸痺病は心臓や呼吸器に異常のある病の総称で，胸が押さえつけられてつまったような感じがして病む病である．
　虚血性心疾患も胸痺の病で，狭心症は胸板の裏側に放散する激烈な痛みで，体動時に多く，3〜4秒で痛みは止み，ニトログリセリンが有効．心筋梗塞は冠状動脈のつまりで，痛みは長く続く．ニトログリセリンは無効．これら2症に運動は向く．

　結胸の症は邪熱が胸部に鬱結し，胸部疼痛し，心下部は石の如く硬くなり，脈沈緊，口渇，息切れ等の症を現す．肺炎のときなどに現れる．『傷寒論』太陽病下篇は「結胸」と「痞」で埋められている．

　胸満は胸部の充満感で，胸の中がつまったように煩わしくもだえる虚煩．胸苦しいかを問診するとよい．

　心中懊憹とは，心中がもやもやとして胸がひどく苦しい状態．

　心臓神経症とは，心臓に何ら器質的障害がないのに種々に心臓に関する障害を訴えるものを云う．

症候	二味の薬徴	薬方
《支飲》		
膈間の支飲，喘満	［防已・人参］［桂枝・石膏］ ＊腹力実，心下痞堅，渇，どす黒い顔色，喘満，短気，浮腫．加茯苓．	木防已湯
前方で小便不利	［防已・人参］［防已・茯苓］	木防已去石膏加茯苓芒硝湯
浮腫の多い心疾患	［茯苓・半夏］［桂枝・甘草］	変製心気飲(本朝経験)
《胸痺病》		
喘息，欬唾シ，胸背痛ミ，短気ス	［栝呂実・薤白］ 白酒 ＊発作的に膻中（心付近）の激痛，左上肢，背に波及．喘欬，呼吸促迫．	栝呂薤白白酒湯
心痛背ニ徹ス	［栝呂実・薤白］［栝呂実・半夏］ ＊前方より症状激しく横臥も不可．ときに吐く．丸として便．	栝呂薤白半夏湯
胸満しつき上げる胸痛	［栝呂実・薤白］［枳実・桂枝］	枳実薤白桂枝湯
前方で腹力軟，呼吸困難	←7．短気，少気 ＊頼りないような味だがよく効く．	茯苓杏仁甘草湯
胃の虚寒による心痛	←20．下利 ＊心下痞鞕，足冷，胃の虚寒．	人参湯

足が冷える胸背痛		[当帰・芍薬][蜀椒・人参] *仮性狭心症？ 胸が張る．	当帰湯（千金方）
上半身の激痛		[烏頭・赤石脂][蜀椒・乾姜]	烏頭赤石脂丸
《結胸》			
結胸		[大黄・芒硝・甘遂] *膈内拒痛，短気煩躁，心下石鞕．	大陥胸湯
小結胸		[黄連・栝呂実][半夏・栝呂実] *水飲の凝結正に心下に在り，血気胸中に迫る．鳩尾の過敏痛，胸痛，喘欬．	小陥胸湯
之ヲ下スコト甚ダ早キヲ以テ結胸トナル			小陥胸湯
時ニ結胸（肺炎？）ノ如ク		[桂枝・葛根][柴胡・黄芩] *頭項強痛し，或は眩冒し，心下痞鞕する者．	柴胡桂枝加葛根湯
類結胸		←11．胸脇部の異常	柴胡桂枝乾姜湯
寒実結胸		[桔梗・巴豆・貝母] *大陥胸湯のような身熱，煩渇ない結胸．	白散
《胸満》（自覚的な虚満）			
脈促，胸満		桂枝湯方中去芍薬 *収斂作用のある芍薬を除き上衝より一等重い満悶を治す桂枝・甘草の能も専らにする．	桂枝去芍薬湯

微喘, 胸満	←8. 喘・欬	桂枝加厚朴杏仁湯
《心中の異常感》		
心中懊憹	[梔子・香豉] ＊心胸中がもやもやとしてもだえ苦しみ, 心下を按じて軟で, 身熱があり, 不眠, 神経不安, 欬, 出血など.	梔子豉湯
心中煩シ, 臥スルヲ得ズ	←12. 煩, 煩躁, 狂癇	黄連阿膠湯
心中疼熱	＊その位深く, 煩悶激甚なる心臓衰弱の徴.	厥陰ノ病為ル

〈応じる薬徴〉

栝呂実 ── 心胸中に凝結した水飲を散じる

梔子 ── 心胸中の鬱熱を瀉去し，上焦の気を下焦に下降する

[防已・人参]	心下痞堅	[人参・乾姜]	心痛
[桂枝・石膏]	表裏の気の迫りを解す	[蜀椒・人参]	胸背痛
[防已・茯苓]	浮腫	[蜀椒・乾姜]	上半身の激痛
[茯苓・杏仁]	短気	[烏頭・赤石脂]	心痛
[茯苓・甘草]	短気	[黄連・栝呂実]	小結胸
[栝呂実・薤白]	心痛	桂枝湯方中去芍薬	胸満
[栝呂実・半夏]	心痛	[厚朴・杏仁]	胸満
[枳実・桂枝]	つきあげる胸痛	[梔子・香豉]	心中懊憹

10　心下部の異常

心下部とは胸骨剣状突起（みずおち）のあたりを云う．

心下濡（軟）は心下部に抵抗なく軟らかい状態．

心下痞は心下がふわふわと麩の如く軟らかい．しかし腹底まで軟ではない．自覚的にはみずおちが痞えている感じ．問診するがよい．

心下支結は心下が支撑して結ばれる感があり，未だその形をなさず．

心下満はみずおちの張り．

心下有水気．胃内停水または水邪がある．

心下痞鞕．心下がつかえた感じがして抵抗のある状態．鞕は他覚症状．心下痞鞕する者は相当量の人参を配剤される方が多い．

心下堅．中脘にこんもりと硬いものがある症状．

心下痞堅．痞鞕の強い状態．

心下石鞕．心下が石のように固い状態．

症候	二味の薬徴	薬方
心下ニ水気有リ	←3. 発熱・暑がり・ほてり ＊表邪と水気が相激して乾嘔、発熱して欬する。凡そ甘草・乾姜、茯苓・朮を含む薬方は胃内停水を認めることが多い。	小青竜湯
みずおちが張り痛む	←3. 発熱・暑がり・ほてり	桂枝去桂加茯苓朮湯
心下痞シ，卒カニ嘔吐	←17. 嘔，嘔吐，噦	小半夏加茯苓湯
心下ニ支飲有リ	←6. めまい ＊冒眩に苦しむ。	沢瀉湯
心下痞シ，渇シテ口燥煩シ，小便不利	←15. 渇，乾 ＊水気の変にして，津液下に下らず。	五苓散
心下逆満、起テバ則チ頭眩ス	←6. めまい ＊水気動揺してみずおちのあたりが張る。	苓桂朮甘湯
心下支結シテ外証未ダ去ラズ	小柴胡湯，桂枝湯の兼病 ＊心下支撑して結ぼるる感。	柴胡桂枝湯
煩シ，之ヲ按ジテ濡（なん）	←9. 心胸部の異常	梔子豉湯
心下痞シ，之ヲ按ジテ濡	[大黄・黄連] ＊腹底に凝りついて表へ浮き立たぬ故に手に応じ難し。柴胡桂枝乾姜湯の胸脇満微結と同じ意。黄連にて胸中をすかし大黄にてぐっと押して行く。ふり出し薬として薬気のみ用いる。	大黄黄連瀉心湯

心下即チ痞ス．心気不定、吐血、衄血ス	[黄連・黄芩] [大黄・黄連] ＊この痞鞕は底にしまりて強い．大柴胡湯，四逆散のしまりは上皮について強きを下す意あり．	瀉心湯
心下痞塞，項背強急，胸中むかむか	← 20．下利 ＊下利するとせざるにて少腹に濡堅の別あり．	葛根黄連黄芩湯
心下痞鞕し，膨満し，硬く抵抗	[黄連・黄芩] [人参・乾姜] ＊この痞鞕は腹表に浮いてある故よく手に応じる．嘔シテ，腹鳴リ，心下痞ス．	半夏瀉心湯
心下痞鞕し，呑酸・嘈囃	← 16．胃	生姜瀉心湯
心下痞鞕し，下利	← 20．下利	甘草瀉心湯
心下痞鞕し，噫気除カズ	← 16．胃	旋覆代赭石湯
みずおちが張りつかえて胸脇苦満	← 11．胸脇部の異常	小柴胡湯
胸脇部張って充実	← 11．胸脇部の異常 ＊心下拘攣が激しく（心下急）食物の停滞ありて窘迫．	大柴胡湯
胃部膨満，胃痛	← 16．胃	黄連湯
心胸中ニ停痰宿水	← 16．胃 ＊胃部にガスや水が充満し，心下痞鞕して食進まず．	茯苓飲
胸中つまり，みずおちの下つかえ張り，呼吸苦しい	← 7．短気，少気	橘皮枳実生姜湯

心下部を按じて痛む	←9. 心胸部の異常	小陥胸湯
みずおち痞えて硬く，下利	←20. 下利 ＊食せず，軟便，下利，胸痛.	人参湯
心下部痞え，膨満し，手足冷，呕，頭痛	←2. 寒,冷,厥	呉茱萸湯
心下部痞えて張って呕吐止まず	←17. 呕,呕吐,噦	乾姜人参半夏丸
心下堅．中脘部がこんもりと硬い大気一転の方	[桂枝・麻黄][麻黄・附子] ＊中脘部に固結した水気をほぐし，胸苦しい咳などの痼疾を治す大気一転の方．	桂枝去桂加麻黄附子細辛湯
心下痞堅	←9. 心胸部の異常	木防已湯
心下石鞕	[大黄・芒硝・甘遂]	大陥胸湯

〈応じる薬徴〉

黄芩 —— 胃,心下の血滞を瀉し,心下の痞,痞鞕を解する

人参 —— 血の凝迫を緩め心下の痞鞕を解し,胃の機能を助ける

[甘草・乾姜]	胃内停水	[大黄・附子]	便秘して寒がり
[茯苓・朮]	胃内停水,心下満,小便を利す	[柴胡・枳実]	心下急
		[人参・乾姜]	心下痞鞕
[半夏・茯苓]	ぬかるみを乾かす	[茯苓・生姜]	心下に動躍する水気
[猪苓・茯苓]	心下痞	[沢瀉・朮]	心下に支飲あり
[柴胡・芍薬]	心下支結	[黄連・乾姜]	腹(胃)痛
[梔子・香豉]	心下濡	[桂枝・麻黄]	発汗
[大黄・黄連]	心下痞	[麻黄・附子]	表発
[黄連・黄芩]	瀉心の源方	[防已・人参]	心下痞堅
[栝呂実・黄連]	小結胸	[桂枝・人参]	心下痞堅

11　胸脇部の異常

　胸脇苦満は肋骨弓の上下に充満感があり，按圧に抵抗と違和感を訴える状態．胸満と云い，或は胸脇満，胸脇支満とも云う．
　8～9割は右に感じることが多い．
　柴胡剤を用いることが多いが，胸郭内臓器の現在の疾患，或は既往の痕跡，横隔膜下の炎症があれば感じる．
　胸脇苦満のとり方は指を胸部壁の裏側に沿うて入れる気持ちで，乳首のほうに押し入れるようにする．

症候	二味の薬徴	薬方
肋骨弓あたりに充満感あり，按圧すると苦しい	[柴胡・黄芩] [生姜・半夏] ＊胸脇苦満，往来寒熱，食進まず，心煩，頸項強ばる．	小柴胡湯
胸脇苦満の状少なく心煩	[柴胡・黄芩] [栝呂根・牡蛎] ＊疲れ易く，胸腹に動あり，頭汗出て，精神困乏．胸脇苦満が背中に沈む故に上辺は微結．	柴胡桂枝乾姜湯
表証を残したままの胸脇苦満	←3．発熱・暑がり・ほてり	柴胡桂枝湯
胸脇苦満，心煩，手足冷	[柴胡・枳実] [柴胡・甘草] ＊抑鬱性の神経症状が強く，顔色は貧血気味，竹の字型の腹候．	四逆散
胸脇心下の緊張強度	[柴胡・黄芩] [柴胡・枳実] ＊筋肉は厚みを以て緊張．脈は緊，便秘，舌は厚い黄舌．意志的で線が太く怒髪天を突くタイプ．	大柴胡湯
胸脇苦満，驚き易い	[柴胡・黄芩] [竜骨・牡蛎] ＊外からの刺激に強く反応，臍上悸，便秘傾向．	柴胡加竜骨牡蛎湯

〈応じる薬徴〉

柴胡 ── 胸脇部に鬱積する熱を駆る

[柴胡・黄芩]	胸脇苦満，往来寒熱	[生姜・半夏]	嘔，嘔吐
[柴胡・甘草]	心煩	[栝呂根・牡蛎]	渇，小便不利
[柴胡・枳実]	胸脇の気滞を通じる	[竜骨・牡蛎]	動築上迫する血を下降

12　煩，煩躁，狂癇

　　煩は気逆の変で，やるせなく，苦しみもだえる状態で，煩，心煩と曰う．

　　躁は血と水の変．煩躁は気血水俱に変ある症でもだえ苦しみ，手足をばたつかせ身の置き所もない状態．
　　汗なき煩躁は表証，汗あるは裏証．脈浮の煩躁は表証，脈沈数の煩躁は裏証，沈遅は裏寒．

　　眼睡．津液枯涸して唯気のみ攻迫上衝するときは反って眠ることを得ず．眼睡する者は煩躁なく，煩躁する者は眠ることを得ざるなり．
　　陰証にして陽気内に陥るときは能く眼睡する．これ陰分にして陽証に非ず．故に眼睡を欲すと云わずして寝ねんと欲すと云う．眼睡と寝を別ちて陰陽の異を示す．

　　譫語はうわごと．その虚と実を別つは声の軽重による．譫語は乱れ語って次第なくしばしば端を更めるのを謂う．鄭声は鄭重にして頻りにわずらわしいことを言ううわごと．

　　自律神経失調症，鬱痰，ヒステリーなど所謂神経症は諸検査により器質的な変化なく，ただ機能性失調のみである．

　　狂癇の陽証は眼中火の如く，大言錯誤し，昼夜眠らず，飲啖度無く，舌上乾燥し，或は黄黒，大便秘結し，脈多くは洪数，壇中跳動し，腹中結実，或は胸中煩悶する．狂は元死症に非ず．治法は峻攻，却奪．経水の調わざる者は桃核承気湯，抵当湯を択用．

陰証は，人に接するを悪み，或は独語，或は語らず，鬱々として猜疑多く，屏居，黙坐，胸腹動悸す．又多く臥寝せず，心神急迫して悲愁，啼泣して自ら死せんと欲し，忽ち坐し忽ち起つ．この症多くは失意，抑鬱無聊の人に在り．婦人に在れば則ち月行停滞す．或は怨恨慾鬱の人，多く之を患う．治法は鬱を達し滞を開き，急迫を緩舒し，月経を順導するを以て主と為す．
　狂の陰証は辞を軟らかく慰撫すべし．決して怒罵詰責すべからず．

症候	二味の薬徴	薬方
《煩》		
発汗して復た煩す	←3. 発熱・暑がり・ほてり ＊再発汗には桂枝湯.	桂枝湯
発煩, 目瞑	←3. 発熱・暑がり・ほてり ＊邪気と薬気が相搏ちて煩悶する瞑眩.	麻黄湯
胸の中が煩わしく	←9. 心胸部の異常 ＊熱気心胸に迫り津液枯渇の者.	梔子豉湯
心煩, 精神困乏	←11. 胸脇部の異常 ＊衰憊し動悸煩悶し, 自汗盗汗口乾き小便不利し, 面に血色無し.	柴胡桂枝乾姜湯
怒髪天を突くの状	←11. 胸脇部の異常 ＊心煩が更に進行して微熱煩悶.	大柴胡湯
五臓の働きが敏感	←11. 胸脇部の異常 ＊煩悶驚悸し, 胸腹に動, 便秘.	柴胡加竜骨牡蛎湯
心下痞え, 項背こり, 心のびやかならず	←20. 下利 ＊加大黄は瀉心湯の方意.	葛根黄連黄芩湯
心煩安キヲ得ズ	←20. 下利 ＊心下痞鞕強く, 不安, 不眠.	甘草瀉心湯

心中煩シテ臥スルヲ得ズ	[黄連・阿膠] [黄連・黄芩] ＊胸の奥が煩わしく苦しく，横になってじっとしても居られない．下し難い少陰の瀉心湯．	黄連阿膠湯
心下部痞えて気鬱	← 3．発熱・暑がり・ほてり	香蘇散（和剤局方）
逍遙性熱感	[当帰・川芎] [柴胡・甘草]	加味逍遙散（和剤局方）
気分いらだち怒りやすい	[当帰・川芎] [柴胡・釣藤]	抑肝散（保嬰撮要）

《煩躁》

汗出ズシテ煩躁	← 3．発熱・暑がり・ほてり	大青竜湯
大熱煩躁シテ喘	← 3．発熱・暑がり・ほてり	麻黄湯
火逆シ，起臥安カラズ	[蜀漆・牡蛎] [竜骨・牡蛎] ＊逆上感，驚狂．黄連解毒湯兼用．	救逆湯
心気不定，吐血衄血スルハ	[黄連・黄芩] [大黄・黄連] ＊のぼせ気味で気分がいらついて落ち着かず，心下部痞え，脈に力があり，便秘．	瀉心湯
心下煩悶，乾嘔眠ルヲ得ズ	[黄連・黄芩] [梔子・黄檗]	黄連解毒湯 （肘後方，外台秘要）
蓄熱内ニ甚ダシク，煩躁，口渇	[黄連・黄芩] [梔子・黄檗] [柴胡・芍薬]	黄連解毒湯（回春）
渇飲止まず煩躁	← 15．渇，乾	五苓散

大イニ渇シ，舌上乾燥シテ煩	←15．渇，乾	白虎加人参湯
吐セズ，下ラズ，心煩	←21．便秘	調胃承気湯
煩躁，譫語	←21．便秘	大承気湯
誤逆して厥し，煩躁吐逆	←2．寒，冷，厥	甘草乾姜湯
手足厥冷シ，煩躁シ，死セント欲ス	←2．寒，冷，厥 ＊頭痛，下利，吐逆悶乱．	呉茱萸湯
精気失われて煩躁	［乾姜・附子］ ＊精気の脱すること甚だしく昼日は陽気に動揺せられて眠ることもできず．	乾姜附子湯
困すと雖も苦しむ所無し	←2．寒，冷，厥 ＊苦痛を自覚する体力，気力なく，自力で対策もできず，熱があるのに平気で外を歩いたり．要注意．	真武湯， 麻黄附子細辛湯
病仍ホ解セズ煩躁	［茯苓・附子］［甘草・乾姜］ ＊諸久病，精気衰脱し，症は以前の如く変らず，輾転反側し，手足厥冷，水飲下ることを得ず，尿利減少し煩躁．	茯苓四逆湯
陰証煩躁の極	［甘草・附子］ ［甘草・乾姜6・猪胆汁］ ＊脱汗珠の如く，気息微微，厥冷転筋し，乾呕止まず，煩潰躁擾し脈微，脈絶．	通脈四逆加猪胆汁湯
《睡眠》		
虚煩して眠るを得ず	←9．心胸部の異常	梔子豉湯

疲れてむやみに心配して眠れず	[酸棗仁・川芎][茯苓・川芎] ＊諸疾愈えず，困憊し，身熱，盗汗．茯苓・川芎の功．	酸棗湯 当帰芍薬散で不眠解消は
胃腸弱く眠れず	← 20．下利	甘草瀉心湯
驚きやすく，気鬱，多夢	[茯苓・半夏][橘皮・枳実]	温胆湯（三因方）
胃腸弱く，血色すぐれず，心配ごと多く	[人参・朮][酸棗仁・茯苓]	帰脾湯（済生方）
興奮して，心気不定	← 10．心下部の異常 ＊実証，心下痞鞕，便秘，赤ら顔．	瀉心湯
多夢少寝	← 11．胸脇部の異常	柴胡加竜骨牡蛎湯

《讝語，鄭声》

独語	← 11．胸脇部の異常 ＊胸腹の動甚だしく兀坐して独語，寝ねず．	柴胡加竜骨牡蛎湯
妄語	← 10．心下部の異常 ＊眼光炎炎，傲然と構えて訳の分からぬことを言う．	瀉心湯
便秘して讝語	← 21．便秘	調胃承気湯
煩躁，讝語	← 21．便秘	大承気湯
鄭声		虚スレバ則チ

《神経症》		
ヒステリー	[小麦・大棗][甘草・大棗]	甘麦大棗湯
	＊理由なく突然に悲しくなって些細なことで涕泣し，あくびを頻発し，つきものが有るが如し．子宮より上逆迫塞する血気を下降する．	
胸脇苦満し，煩悶驚悸	← 11．胸脇部の異常	柴胡加竜骨牡蛎湯
	＊臍上に動あり，物音に驚きやすく，のぼせ，不眠，二便渋滞．	
精神困乏	← 11．胸脇部の異常	柴胡桂枝乾姜湯
性的神経症	[桂枝・甘草][竜骨・牡蛎]	桂枝加竜骨牡蛎湯
	＊陰頭冷え，めまい，髪落ち，逆上，遺精，夢精，物事におびえて．	
血の道症	← 3．発熱・暑がり・ほてり	柴胡桂枝湯
	＊故無く熱感，頭痛眩暈，悪心嘔吐，人に対するを悪む．	
咽中炙臠，不安感	[半夏・厚朴][厚朴・蘇葉]	半夏厚朴湯
	＊気分塞がり，咽中に異物感を意識し，心下が痞えて痞えて不安感に苛まれ，或はめまい，或は心悸亢進．	
《狂癇》		
陽証の発狂	水道水でも可	滝打ち
陰証の発狂	大黄黄連瀉心湯加甘草　　　　　加石膏	甘連大黄湯（榕堂）
	＊癇家ふさぎ込んで，人に会うことを嫌い，毎夜眠らず壇中動悸し，みずおちが痞えて苦しい者．	
健忘	《睡眠》→	酸棗湯
	＊驚悸，怔忡．加大黄．	

妄語	《讝語,鄭声》→	瀉心湯
胸腹の動甚だしく,驚懼	←11.胸脇部の異常 ＊人を避け,ぼんやりと坐り,独語し,昼夜寝ず,猜疑強く,自死せんと欲し,じっとしていられない.	柴胡桂枝乾姜湯
上逆発狂	←27.婦人の病 ＊裏熱血に迫って上逆し,狂の如し.	桃核承気湯
健忘,驚狂	←27.婦人の病 ＊月経異常,便秘,健忘,少腹鞕満,善餓.	抵当湯

〈応じる薬徴〉

[桂枝・甘草]	再発汗	**[甘草・乾姜]**	厥
[桂枝・麻黄]	瞑眩，発汗	**[乾姜・附子]**	精気の虚脱を救う
[柴胡・甘草]	心中煩悶	**[乾姜・茯苓]**	水飲を下して煩躁を治す
[柴胡・枳実]	高ぶる神経を鎮める	**[梔子・香豉]**	熱煩
[竜骨・牡蛎]	動築上迫する血を下降する	**[酸棗仁・川芎]**	疲れて不眠
[黄連・黄芩]	瀉心の源方． 心気不足，不眠	**[茯苓・川芎]**	不眠
		[半夏・茯苓]	ぬかるみを乾かす
[甘草・黄連]	心煩，不眠	**[橘皮・枳実]**	胸中気塞がる
[黄連・阿膠]	心中煩	**[小麦・大棗]**	神経の興奮を鎮静
[桂枝・竜骨]	浮起する正気を収斂	**[大棗・甘草]**	血の動迫を下降
[知母・石膏]	大渇引飲	**[半夏・厚朴]**	咽中炙臠，不安感
[大黄・芒硝]	不大便	**[厚朴・蘇葉]**	器官の内面のむくみを取る
[呉茱萸・生姜]	手足厥冷	**[桃仁・大黄]**	実証瘀血を除く

13　悸，動

　悸は浅く按じてびくびくと指頭に応じ，深く押せば消える．心中，心下，臍下に落ち着かぬ心地あるもので，おそるるの意がある．

　水気によるものは茯苓朮甘湯，真武湯など茯苓を含むものが多い．

　気の急迫によるものは桂枝・甘草を含むものが多く，熱によるものは柴胡剤が多い．

　動は指頭に応じてどきどきと動いて止まず，驚狂，煩驚，煩悸，心煩，癲癇，目眩，気上衝，奔豚の変候である．左の乳下で動高きものは巨里の動と呼ばれる．

症候	二味の薬徴	薬方
手を以て覆いたくなる動悸	[桂枝・甘草] ＊心下の虚気の上衝に堪えずして動悸.	桂枝甘草湯
手足厥冷して動悸	[茯苓・生姜] [桂枝・甘草] ＊水気が心下に集まり動揺し，小便不利して汗出て渇せず，この症，実に近づく者は渇して小便不利の五苓散，虚に近づく者は頭眩の真武湯.	茯苓甘草湯
立ちくらみして動悸	← 6. めまい	苓桂朮甘湯
体力衰え，脈結代し，ひどい動悸	[麦門冬・人参] [地黄・阿膠] ＊息づき熱く，心悸亢進，口乾き，手足煩熱.	炙甘草湯
脈弱く短少，倦怠，口渇，欬	[麦門冬・人参] [麦門冬・五味子]	生脈散（千金方）
哮喘，巨里の動奔馬の如し	← 8. 喘・欬	麻杏甘石湯
稟性薄弱の人，臍上悸	← 12. 煩，煩躁，狂癇	桂枝加竜骨牡蛎湯
精神困乏，動悸煩悶	← 11. 胸脇部の異常	柴胡桂枝乾姜湯
動有りて煩躁	[桂枝・甘草] [竜骨・牡蛎] ＊甲状腺機能亢進症に合半夏厚朴湯.	桂枝甘草竜骨牡蛎湯
腹底の動悸	← 27. 婦人の病	桂枝茯苓丸
煩満驚悸，胸腹の動甚だしく	← 12. 煩，煩躁，狂癇 ＊臍上悸は必発ではない.	柴胡加竜骨牡蛎湯

心中悸シテ煩ス	[膠飴・芍薬][桂枝・甘草] ＊胸中の深い所で動悸し，煩悶．	小建中湯
心下悸シ，頭眩	←6．めまい ＊水気激動して上に迫り，身体は頭眩し，悸動．	真武湯

〈応じる薬徴〉

[桂枝・甘草]	心中, 心下悸, 臍上悸	[大棗・甘草]	悸動
[桂枝・牡蛎]	臍上悸	[麦門冬・人参]	脈結代
[桂枝・茯苓]	心下悸, 驚悸	[地黄・阿膠]	心動悸
[茯苓・生姜]	悸, 頭眩	[麦門冬・五味子]	欬
[茯苓・甘草]	心下悸	[竜骨・牡蛎]	臍上悸
[附子・茯苓]	悸		

14 　　　汗の異常

　汗とは津液が皮膚の文理より外に出る名．

　陽位の汗は邪気が実するために駆り出され，陰位の汗は精気虚するがために肌肉が緊約して出る．

　汗無き煩躁は表証，汗ある煩躁は裏証．

　汗不出は汗の字を主として汗出づべくして出ない，汗不出は不の字を主として発汗しても出ない．

　自汗は安静にしていてもじわじわ出る汗．

　頭汗は頭部に限局して発汗する状態．虚実の別はあるが多くは陽証．

　冷や汗，油汗は事あるときに出る汗．

　盗汗は睡眠中に出る汗．

　脱汗は汗がとめどなく流れる状態．脱水症状．誤治によって起こることが多い．

　凡そ発汗を経て後，脈静かに身涼しくしてよく眠る者は，病の癒える候である．

症候	二味の薬徴	薬方
発熱シ, 汗出デ, 悪風	*発熱により汗自づから出る. 傷寒の無き証に対して良性なる者.	中風
汗自ヅカラ出ズ	←3. 発熱・暑がり・ほてり *発熱汗出は動揺散漫の状. 汗出でざれば麻黄湯証.	桂枝湯
再発汗	←12. 煩, 煩躁, 狂癇 *死灰の将に再燃せんとするときは一級弱き方を用いる.	桂枝湯
汗出易く, 皮膚の抵抗衰え	[桂枝・黄耆] [桂枝・甘草]	桂枝加黄耆湯
大汗出デ, 形瘧ノ如ク	桂枝湯2：麻黄湯1の合方 *暑がって, のどがいがらっぽく, 汗が出易い者.	桂枝二麻黄一湯
汗がある項背強ばるの症	[桂枝・葛根] [桂枝・甘草] *汗あって葛根湯を投じ難い者.	桂枝加葛根湯
項背強バリ, 無汗	←2. 寒, 冷, 厥	葛根湯
頭痛発熱, 汗無クシテ喘	←3. 発熱・暑がり・ほてり	麻黄湯
汗出デズシテ煩躁	←3. 発熱・暑がり・ほてり	大青竜湯
体力無き者の項背強ばり, 無汗	←3. 発熱・暑がり・ほてり *頭痛, 胸部煩悶, 胃内停水, 小便不利.	桂枝去桂加茯苓朮湯
利止マズ喘シテ汗出ヅ	←20. 下利 *項背が凝り, 胃部が痞えて胸苦しく, 脈促.	葛根黄連黄芩湯

汗出デテ喘シ，大熱無シ	←8．喘・欬 ＊内に伏熱があって，水は表外に浮越して汗出て渇し，激しい喘欬．	麻杏甘石湯
汗出て，小便不利し，渇せず	←13．悸，動 ＊内に水気動揺の変ありて小便不利，心下悸．	茯苓甘草湯
汗出て，渇し，小便不利	←15．渇，乾 ＊脈浮，表的少陽病．	五苓散
汗出デテ悶エ，脈結シ，悸シ	←13．悸，動 ＊骨蒸労嗽，擡肩喘急し，自汗盗汗．	炙甘草湯
頭汗出デ	←11．胸脇部の異常 ＊動悸煩悶し，自汗，盗汗．	柴胡桂枝乾姜湯
心中懊憹シ，頭ニ汗出ズル者	←12．煩，煩躁，狂癇	梔子豉湯
身熱シ，汗自ヅカラ出デ	＊悪寒セズ，反ッテ悪熱ス．	陽明ノ外証
三陽ノ合病，自汗出ヅル者	←15．渇，乾	白虎湯
頭ノミ汗出デ，黄ヲ発ス	←18．黄	茵蔯蒿湯
太陰病，脈浮ナル者ハ，発汗ス可シ	＊表証を併せ発する太陰病．	宜桂枝湯

風水,汗出デ悪風スル者	← 24. 体痛,麻痺 ＊色白,水肥り,夏は流れるような汗で,寝ていたいほど.	防已黄耆湯
虚羸,自汗,盗汗	← 19. 腹候,腹満,腹痛	黄耆建中湯
少陰病,微シク汗ヲ発ス	[麻黄・附子][甘草・麻黄] ＊陰証の微発汗の剤.真武湯,附子湯等の裏証なき者.	麻黄附子甘草湯
脱汗	← 24. 体痛,麻痺 ＊小便出しぶり,四肢拘攣,疼痛.	桂枝加附子湯
痛み激しく,汗出て,短気	← 24. 体痛,麻痺 ＊裏に迫る水気が動揺して,苦汗出て,呼吸促迫.	甘草附子湯
汗出ても解熱せず,虚熱にすり代わる	← 2. 寒,冷,厥 ＊発汗の変一段劇しく直ちに少陰に陥り真寒仮熱.	真武湯
大汗出デ熱去ラズ	← 2. 寒,冷,厥 ＊これ即ち脱汗による真寒仮熱.	四逆湯
裏寒外熱シ,汗出デテ厥スル者	← 2. 寒,冷,厥	通脈四逆湯

〈応じる薬徴〉

防已 —— 表位の水を瀉す

黄耆 —— 肌表の水をめぐらす

[桂枝・甘草]	汗出	[桂枝・茯苓]	裏気の衝逆を治す
[桂枝・黄耆]	黄汗，盗汗	[桂枝・附子]	皮膚の機能を守る
[桂枝・葛根]	項背強	[麻黄・附子]	微しく発汗
[桂枝・麻黄]	発汗の主薬	[防已・黄耆]	汗出て身重し
[甘草・麻黄]	発汗	[甘草・附子]	虚熱を救う
[桂枝・麻黄・石膏]	汗を峻発	[茯苓・朮]	逐水して熱を解す
[桂枝・生姜]	汗を調える		

15　渇，乾

　渇には津液脱して渇するあり．内熱血を燥して渇するあり，瘀熱裏に在りて渇するあり，水血和せずして渇するあり，血気凝結して津液順流を得ずして渇するあり，内熱津液とともに外攻して渇する者がある．

　渇して日に2ℓ以上飲む者は白虎湯類，ときに猪苓湯．2ℓまで行かない者は五苓散，猪苓湯，越婢加朮湯．竹葉石膏湯の渇は多くない．太陰病には原則として渇はないが，ネフローゼに用いる当帰芍薬散や尿崩症の八味丸症では原則に反して渇のあることがある．少陰病，厥陰病は虚渇であるが多く飲むとむくみがでる．

　消渇とは口渇と多尿症状．

　乾燥の乾の字はただ滋潤を失ってからつくのみで，燥の字は滋潤なくしてからつき，少しく熱勢を含む状を表す．

症候	二味の薬徴	薬方
咽乾	*精気と邪気が胸脇に鬱してその勢上逆して咽喉乾燥の感ある状.	少陽ノ病為ル
自利シテ渇セザル者	*三陰には皆自利の症あり. 太陰病は自利して渇せず, 少陰病は自利して渇す. 厥陰病は消渇.	太陰ニ属ス
虚スルガ故ニ水ヲ引イテ自ヲ救ウ	*虚熱を発して渇を表す. 而して小便の色は熱証無く清白.	少陰病
消渇	*体液耗散し, 口渇して飲料を貪る.	厥陰病ノ病為ル
身熱, 手足温ニシテ渇ス	←11. 胸脇部の異常	小柴胡湯
渇シテ嘔セズ, 口燥	←11. 胸脇部の異常 *液分欠乏して渇し, 小柴胡湯の正証に非ずして嘔せず. 口燥等の症あり.	柴胡桂枝乾姜湯
小便利セズ, 微熱, 消渇スル者	[猪苓・茯苓][茯苓・朮] *内熱甚だしからず, 胃中津液を失い, 胃気上逆して渇す.	五苓散
渇シテ水ヲ飲マント欲シ, 小便不利スル者	[猪苓・茯苓][滑石・阿膠] *血分滋潤を失って渇す. 汗無し.	猪苓湯
一身面目黄腫	[麻黄・石膏][麻黄・朮] *附子を加えて越婢加朮附湯と名づけ, 水腫, 骨節疼重, 或は麻痺する者を治す.	越婢加朮湯

咽乾き口渇，喘欬止まず	← 8．喘・欬	麻杏甘石湯
咽喉乾燥して痙攣性欬嗽	← 8．喘・欬	麦門冬湯
膈間の支飲で，心下痞堅して，渇	← 9．心胸部の異常	木防已湯
煩渇引飲	[石膏・知母][石膏・粳米] ＊大熱，大汗，大渇，脈洪大．	白虎湯
大渇引飲	[石膏・知母][知母・人参]	白虎加人参湯
但だ熱し，煩渇	[石膏・知母][知母・桂枝] ＊温瘧，身体灼熱，頭疼身痛．	白虎加桂枝湯
下利シ，水ヲ飲マント欲ス	← 20．下利	白頭翁湯
厥シテ咽中乾ク	← 2．寒，冷，厥	甘草乾姜湯
食欲なく，水ばかり飲む	← 20．下利	人参湯
咽乾キ口乾ク	← 19．腹候，腹満，腹痛 ＊疲れ易く，手掌煩熱．	小建中湯
唇口乾燥，瘀血少腹ニ在リテ去ラズ	← 27．婦人の病	温経湯
消渇，小便反ッテ多ク	← 24．体痛，麻痺 ＊飲む所の水津液とならずに直ちに下降する．	八味丸

〈応じる薬徴〉

石膏 —— 内外の鬱熱を清し煩渇を治す

[柴胡・黄芩]	血熱の渇	[桂枝・石膏]	表裏の気の迫りを解す
[栝呂根・牡蛎]	口乾	[防已・石膏]	膈間の支飲を除く
[猪苓・茯苓]	渇して小便不利	[石膏・知母]	煩渇
[猪苓・沢瀉]	渇，尿不利	[石膏・人参]	滋潤して煩渇
[滑石・阿膠]	下腹部の熱をさまし，渇，尿不利	[知母・桂枝]	清熱
		[茵蔯・梔子]	胸中の熱を去る
[麦門冬・半夏]	咽喉を利す．唇口乾燥，帯下	[白頭翁・秦皮]	熱利を治し渇を止める
		[甘草・乾姜]	肺中を温め虚渇を治す
[黄芩・地黄]	胃熱をさます	[芍薬・膠飴]	咽乾，口燥
[麻黄・石膏]	伏熱を除く	[山茱萸・山薬]	口乾，疲労

16　　　　　　胃

　飲食は人の拠りて以て生きる所である．故に司命と曰う．然れども慾の恣の情に任せて妄りに食べ節度がなければ疾病を温醸して生命を損う．故に漢方には食医がある．

　胃は受納を司り，脾は運化を司る．一納一運して精気を化生する．凡そ気をめぐらせれば水飲は自らめぐる．桂枝や生姜など辛温のものに限らず，すべて気をめぐらすものは水飲をめぐらす．食事もまた同じ．

　胃腸の弱い人はかみ方が足りない．よくかむと胃腸の運動を強め，血流をよくし吸収もよくなる．脾胃は土の性質をもっているから適度の水分は必要だが洪水になるほどの水は反って害になる．また甘い物は胃腸の動きを止めてしまう．

　三陽の病期は何れも食欲は減退する．太陽病は食欲は落ちるが味は変らない．少陽病は口苦で，特に塩辛いものを苦く感じる．陽明病は口不仁で味が判らない．

　胃腸疾患には駆瘀血剤を兼用すると回復が早い．

　宿水は水毒の一種で胃内停水である．空腹時に上腹部を叩打するとパチャパチャと水の擦れる音が聞こえる症状である．虚証に多く，茯苓・朮，甘草・乾姜，半夏・茯苓の二味の薬徴を含む薬方に多い．食事に留意し，適度な運動をし，適方を得れば消失する症状である．早く除いて胃反(いほん)の症や噪囃(そうぞう)などの起こる前に治癒すべきである．

胃は水穀の海なれば兎角水飲の停蓄し易きものなり．又脾は湿を悪むと言う．

　胃反とは胃の弛緩拡張状態で，飲食物は消化せず，朝に食すれば夕に吐し，夕に食すれば朝に吐すると曰い，胃拡張，胃アトニーなどが含まれる．この病は少壮の人に多く，飲食起居を慎み，静養して治に就けば，病は平癒する．茯苓沢瀉湯がよい．しかし難治の胃反もあり膈噎(かくえつ)の治に従わなければならない証もある．

　呑酸（酸水を吐す症），嘈囃（胸やけ），噫気（げっぷ，おくび）．
　嘈囃の症に，ひどい胸やけで忽ちにして止む者あり．食後に胸もとが張って頻りに白沫を吐す者あり，また毎朝心下が痞えて朝食を欲せず，或は脊椎が強急して心下の痞満と連なって鬱々として食の味を感じない者がある．大便は3，4日或は5，6日に一行．甚だしい者は十余日にもなり兎の糞の如く鞕い．50歳以上ともなると膈噎の懸念もある．これは腹裏にある癥結が根本である．
　治法は生姜瀉心湯，旋覆花代赭石湯，黄連湯，茯苓飲加半夏を撰用し，大黄硝石湯等を兼用する．
　また，心下痞満して時に痛みを発し，悪寒する者は附子瀉心湯が宜しい．
　五椎より十二椎に至る灸をなし，癥結を和解するまで続けるがよい．
　長く灸薬に就き，飲食，起居を慎しまなければ効を得ることは難しい．また高齢者は特に注意が必要である．

　噫気（噯気）には生姜瀉心湯，旋覆花代赭石湯などが用いられる．

　食べるとすぐ胸やけの程度が強く，みずおちが張る者は温薬の人参湯，食後2，3時間後の胸やけは黄連，黄芩，梔子，半夏などの冷薬の入った方がよい．

　膈噎は嚥下困難を訴える病．膈は食物が胸中に滞って下らない．噎は食物

がむせて咽につかえることで，食道狭窄，食道拡張，食道がん，胃がん等を言う．

　膈噎の症は，その人が少壮より腹裏に癥結を生じ，年とともに長じて胃府の消化を妨害し，積みて老境に至ってこの症を萌すと古書にある．

　膈噎の発するや病者飲食に味わいなく，或は食中食後頻りに白沫を吐し，或は胸やけが強く刺すようになり，或は食物が停触して胸膈が痛み，或は食後悪心し懊憹して安からず，或は吐を得て反って快く，或は腹裏がしなやかで弦のように突っ張るのは膈噎の始まりであると．

　若しその精気が未だ衰えず，病苦が未だ深くならないうちに，厳に世事を絶ち，酒色を慎み，専ら静養調節をなし，生姜瀉心湯，旋覆花代赭石湯，茯苓飲加半夏，附子瀉心湯，大黄硝石湯等を用い腹中の突っ張りを和らげて癥結を削りとり，五椎より十四五椎に灸することを怠らなければ大患に至らずして治することができるのである．

　胃痛には柴胡桂枝湯，黄連湯，三瀉心湯，大柴胡湯，当帰湯，良枳湯，小建中湯，人参湯等が用いられる．

　霍乱病は吐下が激しい暴瀉症で，アジアコレラ様疾患と言う．五苓散，理中丸，四逆湯，四逆加人参湯，茯苓四逆湯，通脈四逆湯等が用いられるが，難治疾患である．

症候	二味の薬徴	薬方
口苦	*病は表裏間，胸膈部内にあり，食味を苦く感じ，また口中常に苦味あり，塩辛いものは特に苦く感じる．	少陽ノ病為ル
腹満シテ吐シ，食下ラズ	*裏に寒有りて消化機能衰え，飲食咽を下らず．	太陰ノ病為ル
饑エテ食ヲ欲セズ	*胃内空虚なるも，少しも飲食を思わず．	厥陰病ノ病為ル
黙々トシテ飲食ヲ欲セズ	←11．胸脇部の異常 *食べれば食べられるが食べたくない．食べられないは陽明証．	小柴胡湯
心腹卒カニ痛ム	←19．腹候，腹満，腹痛 *心下痞鞕し，胸脇苦満のある上腹部痛．	柴胡桂枝湯
心中懊憹シ，饑エテ食スル能ワズ	←11．胸脇部の異常 *心中もやもやとして，眠れず，食べられず，心下は軟．	梔子豉湯
心胸間ニ虚気満チ食スル能ワズ	《呑酸，嘈囃噫気》→	茯苓飲
胃中和セズ	《呑酸，嘈囃噫気》→ *消化機能衰えて飲食物停滞．	生姜瀉心湯
胃気和セズ	←21．便秘 *鬱熱加わり，大便不通．	調胃承気湯

第 I 部／16 胃

悪心, 嘔吐	[黄連・黄芩] [半夏・乾姜]	半夏瀉心湯
	*心下痞鞕し, 悪心嘔吐し, 腹中雷鳴して食進まず, 熱候はなく, 腹痛は少ない. 加茯苓.	
胃痛, 腹痛に	[黄連・乾姜] [乾姜・半夏]	黄連湯
	*症状は上腹部, 上衝気味, みずおちが冷える.	
蓄水し, 種々と訴えが多く	[茯苓・沢瀉] [茯苓・朮]	茯苓沢瀉湯
	*心下の悸, 胸下膨満, 発作性の胃痛, 上逆, 食欲不振, 噯気, 発熱, 頭痛など多彩な症状.	
胃もたれ	[朮・陳皮] [甘草・乾姜]	平胃散（和剤局方）
	*宿水, 停水あり. 洋薬のマーゲンミッテル.	
くり返す胃痛	[桂枝・甘草] [良姜・延胡索]	安中散（和剤局方）
	*苓桂甘棗湯の加味方. 慢性に経過した痙攣性疼痛.	
胃腸無力, 気力衰微	[人参・朮] [茯苓・朮]	四君子湯（和剤局方）
	*人参湯の乾姜を茯苓に代う. 面色痿黄, 唇の色少なし.	
脾胃虚弱, 飲食停滞	[人参・朮] [陳皮・半夏]	六君子湯（和剤局方）
	*四君子湯合二陳湯（小半夏加茯苓湯加甘草・陳皮）. 脾胃虚弱で胃内停水あり食欲進まず, 半夏瀉心湯よりはるかに虚.	
疲労感強く, 食味なし	[人参・朮] [柴胡・甘草]	補中益気湯（弁惑論）
	*身熱して煩し, 気高ぶり. 柴胡桂枝乾姜湯より虚.	
貧血, 疲労, 食欲全くなし	四君子湯合四物湯加桂枝・黄耆	十全大補湯（和剤局方）

胃が冷えて胃腸弱く下利する	←20. 下利 ＊心下痞鞕し，胃内停水あり，口中に唾，腹痛．	人参湯
消化機能を健やかに	←19. 腹候，腹満，腹痛 ＊疲れ易く，腹候ベニヤ板状，食細い．	小建中湯
嚥下困難	［梔子・附子］［半夏・附子］ ＊膈噎，食物の通過障害．合甘草乾姜湯．合茯苓杏仁甘草湯．	利膈湯（名古屋玄医）
胃反，膈噎で大便難	←21. 便秘 ＊下に引いて胃がんを防ぐ．	大黄甘草湯
疝積溜飲の病に長服	←11. 胸脇部の異常	大柴胡湯
膈噎を防ぐ下剤	←18. 黄	大黄硝石湯
乾呕して食せず	←2. 寒，冷，厥 ＊諸久病，精気衰憊，腹痛，溏泄悪寒，面部・四肢微腫する者．	茯苓四逆湯

《宿水》

心胸間ニ停痰宿水有リ，食スル能ワズ	［茯苓・生姜］［人参・生姜］ ＊胃部にガスや水が充満．橘皮，枳実，茯苓あり．水飲凝結の甚だしきを知る．やや実証の苦味健胃剤．半夏を加えて殊効あり．	茯苓飲
小便利セズ，消渇	←15. 渇，乾	五苓散
胃反，吐食	→	茯苓沢瀉湯
脾胃虚弱	→	六君子湯

心下ニ水気有リ，発熱シテ欬	←3．発熱・暑がり・ほてり	小青竜湯
水気有リ，頭眩，腹痛	←6．めまい	真武湯
食臭ヲ乾噫シ，脇下ニ水気有リ	《呑酸，嘈囃，噫気》→	生姜瀉心湯
中焦ヲ理ス	→	人参湯
膈間ニ水気有リ	←17．呕，呕吐，噦	小半夏加茯苓湯
《呑酸，嘈囃，噫気》		
呑酸，嘈囃，噫気	[黄連・黄芩][生姜・半夏] [乾姜・半夏][生姜・大棗] ＊胃内停水あり，心下痞鞕し，悪心，呕吐，腹中雷鳴し，げっぷ，胸やけ．乾呕し，飲食する毎に悪心膨満を覚え，脇下に水飲が昇降し，心下痞鞕し，凝塊のある者は本方を長服．	生姜瀉心湯
便秘して前方で噫気除かず	[旋覆花・代赭石][生姜・半夏] ＊胃部痞えて重く，しぶとい噫気．必ず再煎のこと．	旋覆花代赭石湯
呑酸嘈囃に苦味健胃剤	→	茯苓飲
蓄水があって，呑酸嘈囃し種々と訴えの多い者	→	茯苓沢瀉湯
《膈噎》	用いる方は呑酸，嘈囃，噫気にほぼ同じ．	
《二日酔いの妙薬》		瀉心湯　黄連解毒湯 五苓散　黄連湯

《食中毒》			橘皮大黄朴硝湯 葛根黄連黄芩湯 黄芩湯
《老人の停食》			茯苓飲　附子瀉心湯
《鍼灸》	膈噎 嘈囃 噯気	—— —— ——	5椎より12椎に灸 5椎より12椎に灸 5椎より12椎，章門に数百壮

〈応じる薬徴〉

　　　人参 ──── 胃の機能を扶ける要薬
　　　橘皮 ──── 心胸中の気分をめぐらす
　　　膠飴 ──── 胃の機能を和潤
　　　大棗 ──── 脾胃を養い滋潤
　　　呉茱萸 ── 脾胃を温めて気，水を温散下降

[人参・黄芩]	食欲不振	[半夏・茯苓]	ぬかるみを乾かす
[人参・朮]	胃腸機能の衰え	[沢瀉・朮]	心下の支飲
[人参・生姜]	脾胃の虚弱	[茯苓・沢瀉]	胃反
[人参・乾姜]	下利，嘔吐	[茯苓・朮]	胃内停水，虚熱，眩
[人参・黄耆]	飲食を失し	[甘草・乾姜]	胃内停水
[梔子・香豉]	胃気を鎮めて煩を治す	[生姜・大棗]	胃の機能を強化
[膠飴・芍薬]	脾胃の働きを扶ける	[生姜・茯苓]	心胸中の水気を除く
[黄連・黄芩]	瀉心の源方	[生姜・半夏]	嘔，嘔吐，噫
[黄連・乾姜]	胃痛・腹痛	[乾姜・半夏]	温めて嘔吐を治す
[半夏・梔子]	膈噎	[旋覆花・代赭石]	噫気

17　嘔, 嘔吐, 噦

　　嘔とは声があって物の出ないもの．吐とは声なくして物の出るもの．その両方あるものは嘔吐．その勢いが激しいものを嘔逆, 吐逆と呼ぶ．

　　嘔とは少陽病の代名詞であり, 嘔の字句の中には食欲不振の意味も含まれる．

　　また太陰病は腹満して吐す（腹満つれば吐し満たざれば吐せず）の症がある．

　　噦は啘, 吃逆, 噦逆と曰いしゃっくりである．横隔膜の間代性痙攣で多くは原因不明．

　　症は陰陽虚実さまざまであるが, 主訴を捉えその客証と思えばよい．消化機能がすっかり衰えたときは救うことはできない．

症候	二味の薬徴	薬方
体痛，呕逆シ，脈陰陽俱ニ緊ナル者		名ヅケテ傷寒ト曰ウ
鼻鳴シ，乾呕スル者	←3．発熱・暑がり・ほてり ＊気の上衝顕著な者のからえずき，軽いつわりなど．	桂枝湯
乾呕シ，発熱シテ欬	←3．発熱・暑がり・ほてり ＊心下にある水気と表邪が相激して．	小青竜湯
太陽ト陽明ノ合病呕スル者	［桂枝・葛根］［生姜・半夏］ ＊病邪の勢いが消化管に波及して下利．呕，下利，両途に亘ることもある．本方には半夏散及湯の方意あり，咽痛にも効く．	葛根加半夏湯
太陽ト少陽ノ合病呕スル者	［黄芩・芍薬］［生姜・半夏］ ＊頭痛，発熱，悪寒して，同時に口苦，渇，腹痛，下利があり，呕気のひどい者．	黄芩加半夏生姜湯
しばしば吐き，食進まず	←11．胸脇部の異常 ＊初生児の吐乳にも．	小柴胡湯
呕止マズ	←16．胃 ＊胸がいっぱいに張って食欲なく気分は塞ぎ，便秘し，心下部が時々痛み，宿水を吐く疝積溜飲病に長服．本方の生姜は5両．	大柴胡湯
悪風取り切れず食欲なく	←3．発熱・暑がり・ほてり ＊太陽，少陽二病の兼病．	柴胡桂枝湯

第Ⅰ部／17　嘔，嘔吐，噦

嘔，嘔吐の主薬	[生姜・半夏] [半夏・茯苓] ＊みずおちが痞えてちょびちょびと吐く．対症の方を服せざる者は本方を兼用．	小半夏加茯苓湯
気鬱してむかつき	←12．煩，煩躁，狂癇 ＊咽中に肉片の如き物粘った感じ．	半夏厚朴湯
嘔逆する肺脹	←8．喘・欬 ＊嘔逆して目脱するが如きひどい咳．	越婢加半夏湯
飲むとすぐどっと吐く	←15．渇，乾 ＊水逆，尿利は減少．	五苓散
胃痛，嘔吐	←16．胃	黄連湯
動悸しむかむかして吐き気	←13．悸，動	炙甘草湯
咳込み嘔逆	←8．喘・欬	麦門冬湯
食シ已ッテ即チ吐スル者	[大黄・甘草] ＊胃中のふさぎを大便に導いて上逆の嘔吐を止める．	大黄甘草湯
吐セズ下ラズ心煩スル者	[大黄・甘草] [大黄・芒硝] ＊吐下せず裏熱鬱塞して心胸に急迫して心煩．	調胃承気湯
厥シテ，咽乾キ，燥躁，吐逆スル者	[甘草・乾姜] ＊急迫を緩め，逆気を下し，寒冷を去り陽気を回復して吐逆を治す．	甘草乾姜湯

脇胸攣痛して呕する者	[桂枝・芍薬][生姜・人参] ＊心下痞鞕し胸や脇がひきつり痛み呕気．	桂枝加芍薬加生姜人参新加湯
呕吐甚だしく	[乾姜・半夏][人参・乾姜] ＊妊娠にして血の凝結する者．生姜汁にて服用．	乾姜人参半夏丸
腹中冷痛し乾呕して食せず	←20．下利 ＊心下部に触れて冷たく，痞鞕し，大便濡瀉．	人参湯
腹中もくもく，呕して食べられず	←19．腹候，腹満，腹痛	大建中湯
腹中雷鳴切痛して呕	←19．腹候，腹満，腹痛 ＊吐少なく，呕多し．大建中湯と合すると良い．	附子粳米湯
腹中寒気厥逆してむかむか	←2．寒，冷，厥	赤丸
食事をすると呕，呕吐	←2．寒，冷，厥 ＊手足厥冷して呕吐，煩躁．	呉茱萸湯
膈上ニ寒飲有リテ乾呕	←2．寒，冷，厥 ＊冷汗，厥して呕吐，脈微に絶せんと欲し，下利．	四逆湯
裏寒外熱，乾呕	←2．寒，冷，厥 ＊前方より吐利，厥冷甚だし．	通脈四逆湯
乾呕して食せず，煩躁	←2．寒，冷，厥 ＊心身倶に衰えて，悪寒，腹痛，漏泄．	茯苓四逆湯

《噦》		
噦逆ノ者	[橘皮・竹筎] [橘皮・生姜] ＊胃中虚冷にして人を驚かすに至るほどの吃逆．この症，血気の動揺甚だしき故に大棗30枚．	橘皮竹筎湯
噦逆	← 2．寒，冷，厥	呉茱萸湯
しゃっくり	丁香1.5　柿蔕5.0　生姜4.0	柿蔕湯（済生方）
熱邪の噦	← 21．便秘	小承気湯
手足厥逆	← 2．寒，冷，厥	四逆湯

〈応じる薬徴〉

生姜 —— 水気の動揺を和す嘔家の聖薬
乾姜 —— 消化管を温めて吐，利を治す
半夏 —— 水飲を通利して嘔吐を治す

[桂枝・甘草]	乾嘔	[人参・大棗]	嘔吐
[桂枝・猪苓]	水逆	[大黄・甘草]	大便秘して嘔吐
[生姜・半夏]	嘔，嘔吐を治す主薬	[甘草・乾姜]	吐逆
[乾姜・半夏]	温めて嘔吐を治す	[呉茱萸・生姜]	手足厥冷
[麦門冬・半夏]	欬逆上気，嘔	[橘皮・生姜]	噦
[茯苓・半夏]	ぬかるみを乾かす	[橘皮・竹筎]	噦逆
[人参・地黄]	悪心潰潰	[枳実・大黄]	大便不通
[人参・生姜]	嘔	[乾姜・附子]	裏寒を救う主薬
[人参・乾姜]	嘔吐		

18 黄

　黄疸の証に愈え易き者有り，愈え難き者があるが，初めに症を弁別すべきであるが，易きことではない．

　熱病に兼ねて発病する者は愈え易い．しかし黄疸の症で熱無く，胸悸，腹脹して久久に愈えない者は或は大患に至る者が多い．薬は長く服用するがよい．

　汗すべき黄疸は桂枝加黄耆湯，黄耆桂枝五物湯，麻黄加朮湯がある．

　下すべきものは大柴胡湯，茵蔯蒿湯，瀉心湯，枳実梔子大黄豉湯があり，抵当湯や桃核承気湯を兼用するとよい．

　黄疸病の治療は利尿を促進するとよい．胆汁分泌を促進するときは茵蔯蒿，胆汁色素の血中出現を抑制するときは梔子を加える．

症候	二味の薬徴	薬方
軽症黄疸	←14．汗の異常 ＊汗かき易く，小便快利せず，皮膚の抵抗衰え．	桂枝加黄耆湯
水飲がからんだ瘀汁	［茵蔯蒿・朮］［猪苓・茯苓］ ＊瘀汁が主となりて，それに水飲がからんで発黄．	茵蔯五苓散
腹中のおり，かすが黄を発す	［茵蔯蒿・梔子］［梔子・大黄］ ＊瘀熱裏に在りて瘀汁とからみ，水気ある物を欲し，腹満，便秘，小便不利し，心安からず．	茵蔯蒿湯
大実の黄症	［梔子・大黄］［梔子・黄檗］ ＊内熱甚だしく，小便赤く不利して黄を発する．	大黄硝石湯
胸中に血熱が鬱して発黄	［梔子・黄檗］ ＊肌膚に熱感のある痒み．目の周囲など．前方とは表裏，虚実の別あり．	梔子檗皮湯
諸黄，腹痛シテ黄	←10．心下部の異常	小柴胡湯
瘀血による発黄	←27．婦人の病 ＊陳旧瘀血．	抵当湯
男子黄，小便自利	←19．腹候，腹満，腹痛	小建中湯

〈応じる薬徴〉

[桂枝・黄耆]　　黄汗

[茵蔯蒿・朮]　　黄疸病

[茵蔯蒿・梔子]　黄疸

[梔子・大黄]　　裏実の黄疸

[梔子・檗皮]　　肌表の熱感，発黄

[柴胡・黄芩]　　発黄

[芍薬・膠飴]　　黄

[水蛭・虻虫]　　発黄

19 腹候，腹満，腹痛

　腹ハ生アルモノノモトナリ．故ニ百病ハココニ根ザス．是ヲモッテ病ヲ診スルニは必ズ腹ヲ候ウ，と曰う．急性疾患は脈診，慢性疾患は腹診が中心となる．

　凡そ腹を診するには，腹壁，心下の痞，痞鞕，悸・動，腹中の結実攣急，瘀血の拘攣，腹直筋の異常緊張，腹中雷鳴，もくもく等を探り，方を処さねばならない．

　腹満に虚，実がある．腹に底力があり，脈にも力があり，便秘がちな大柴胡湯，小承気湯，茵蔯蒿湯などは実満である．
　腹に底力なく，脈が弱い者は虚満で，桂枝加芍薬湯，小建中湯などである．
　腹満は陽明病の正面目．虚すれば太陰病．

　腹痛は消化器系疾患に最も多い．消化器の穿孔による急性腹膜炎，急性膵臓炎，子宮外妊娠などの激烈な腹痛は直ちに死に結びつくから要注意．
　腹痛で按ずべく揉むべき者は虚である．時に痛み時に止む者は実，痛みに休息なき者は虚証．
　腹痛を主とする症候群を疝と呼ぶ．慢性に経過する下腹部痛で寒冷によって悪化する．
　疝は水毒である．多くは外感より来る．然し瘀血を兼ねる者あり．宿食によって発する者あり．処療の際は宜しく見分けて手を下さねばならない．

症候	二味の薬徴	薬方
《腹候》		
心下の痞，痞鞕	← 10．心下部の異常	
悸・動	← 13．悸，動	
腹壁の厚薄	腹壁の厚い人は腹全体に弾力があり，皮下脂肪も充分あり，腹の皮だけを指先でつまみ上げることができない．実証に多く，大柴胡湯，承気湯類など． 　腹壁の薄い人は腹全体に弾力がなく，皮下脂肪が少なく，痩せていて，腹の皮だけをつまむことができる．このような者は手足冷たく，脈も弱く，下剤は不可．虚証に多く，真武湯や人参湯など．	
胃内停水	← 16．胃	
《腹中の結実拘攣》		
少腹弦急	← 12．煩，煩躁，狂癇 ＊V字型に下腹部のひきつり，臍上悸著明．	桂枝加竜骨牡蛎湯
少腹不仁	← 24．体痛，麻痺 ＊少腹は不仁し，知覚鈍麻．またV字型のひきつり．	八味丸
臍上に凝塊	← 16．胃 ＊呑酸嘈囃，心下痞鞕し，或は臍上に凝塊．	生姜瀉心湯
腹中結実し竹の字型の拘攣	← 11．胸脇部の異常	四逆散
心下急	← 11．胸脇部の異常 ＊心下は詰まり，強い胸脇苦満．	大柴胡湯

腹中に塊有り	←21．便秘 ＊鬱熱便秘して腹中に塊有る者．	調胃承気湯
腹中拘攣し腰脚に引く	←24．体痛，麻痺	桂枝加芍薬大黄附子湯
心下痞鞕し胸腹攣痛	[桂枝・生姜] [芍薬・甘草] ＊両腹直筋緊張し，身体痛み，脈沈遅の者．	桂枝加芍薬生姜人参新加湯
腹裏拘急	《腹痛》→ ＊腹壁は薄く，全長に亘る二本棒．	小建中湯
心下堅，大ナルコト盤ノ如クク	[桂枝・麻黄] [麻黄・附子] [甘草・麻黄] ＊中脘に固結した水飲をほぐし，難症となった胸苦しい咳や腰痛を治す大気一転の方．	桂枝去芍薬加麻黄附子細辛湯
陽証瘀血塊	←27．婦人の病 ＊腹力中等以上の者．	桂枝茯苓丸
少腹急結	←27．婦人の病 ＊鬱血状態甚だしく攻下すべき瘀血．	桃核承気湯
腹底に癥	←27．婦人の病 ＊下腹部に血塊や腫物となった陳旧瘀血．	抵当湯
実証の化膿性病変	←25．外科的症候 ＊回盲部付近に瘀血塊のある実証腸癰．	大黄牡丹皮湯

虚証の腸癰	← 25. 外科的症候 ＊前方の虚証．皮膚の枯燥，甲錯．	薏苡附子敗醤散
右下腹部の拘攣		当帰芍薬散
腹直筋の異常緊張	[芍薬・甘草] の方意あり	
心下支結	← 11. 胸脇部の異常 ＊小柴胡湯・桂枝湯の兼病．	柴胡桂枝湯
心下急	← 11. 胸脇部の異常	大柴胡湯
貧血気味，竹の字の腹候	← 11. 胸脇部の異常	四逆散
攣急，疼痛	← 24. 体痛，麻痺	芍薬甘草湯
腹満	《腹満》→	桂枝加芍薬湯
ベニヤ板状，二本棒	《腹満》→	小建中湯
反ッテ悪寒シ	← 2. 寒，冷，厥	芍薬甘草附子湯
激痛	← 24. 体痛，麻痺	烏頭湯
	当帰四逆湯，当帰芍薬散，真武湯，大黄附子湯，八味丸，桂枝加竜骨牡蛎湯の諸症には客証としての腹直筋の緊張が現れることがあるが，しかし，左右上下の緊張度が異なる．	

《腹中雷鳴》		
漉漉（ろくろく）の声あり	← 16. 胃 ＊飲食，湯薬下る毎に直ちにゴロゴロの声あり，転泄．	半夏，生姜，甘草瀉心湯
寒気に当てられて腹鳴，切痛	《腹痛》→	附子粳米湯
下利，冷痛し，腹鳴	← 20. 下利	人参湯
《もくもく（蠕動不穏）》	腹中でガスがもくもくと動く状態．自，多覚的に感じる．逆蠕動．痛み激しく腹鳴し吐くこともある．虚証．下剤は禁忌．	
もくもく	［蜀椒・乾姜］［乾姜・人参］ ＊心胸中冷えて激しく痛み腸管の蠕動不穏が腹壁を通してわかる．附子粳米湯を合すると嘔吐にもよく効く．	大建中湯
	他に小建中湯，真武湯，人参湯，旋覆代赭石湯にももくもくを見ることがある	
《腹満》		
腹満シテ吐シ，食下ラズ	＊この腹満は虚満にして腹満つれば吐し，満たざれば吐せず．	太陰ノ病為ル
嘔気（食欲不振）ある虚満	［半夏・厚朴］［生姜・人参］ ＊かなり虚証が強い．胃中の水上行外迫して胸腹満し，食欲不振．	厚朴生姜半夏甘草人参湯
胸中爽快ならず乾嘔して腹満	［枳実・厚朴］［桂枝・甘草］	厚朴七物湯
腹実満	［枳実・厚朴 8］［枳実・大黄］ ＊邪気停滞し甚だしい腹満．腹痛は従．	厚朴三物湯

大便鞕，腹実満	← 21．便秘	小承気湯
腹満シテ喘	← 21．便秘 ＊悪熱，煩躁，譫語．	大承気湯
膀胱満急	← 27．婦人の病 ＊少腹鞕く，小便自利する．自利するは水毒に非ず．瘀血の変．	抵当湯
腹満シ時ニ痛ム	[芍薬・甘草] [桂枝・芍薬] ＊陽気内陥して裏血が鬱血の致す所．小建中湯よりやや浅い．	桂枝加芍薬湯
やせて腹満し食べられない	← 27．婦人の病 ＊疲労して食進まず，皮膚は枯燥．	大黄䗪虫湯

《腹痛》

心腹卒カニ痛ム <small>にわ</small>	← 3．発熱・暑がり・ほてり ＊疲労して食進まず，皮膚は枯燥．	柴胡桂枝湯
腹痛（胃痛）し，のぼせて，嘔吐	← 16．胃 ＊裏気が胸中に迫り腹痛（胃痛）．	黄連湯
心下部冷たく腹痛，下利	← 20．下利	人参湯
寒疝を救う主方	[烏頭・桂枝] [芍薬・甘草] ＊腰腹陰嚢にかけて痛み，忍ぶべからず，手足逆冷し，冷汗流すすが如き者．桂枝湯の煎汁で，大烏頭煎を服する．	烏頭桂枝湯
痙攣性，緊張性のきつい腹痛	[膠飴・芍薬] [芍薬・甘草] ＊腹壁薄く，腹直筋は全長に亘り拘急する腹痛．	小建中湯

また虚労をも救う	[桂枝・黄耆][膠飴・芍薬] ＊補中益気湯に優る虚労を治す剤．加当帰，加人参，加附子．	黄耆建中湯
遷延した病にも	←1．救急，疲労倦怠・遷延した病	耆帰建中湯
腹全体が刺すように痛み，浅い呼吸	[当帰・芍薬][膠飴・芍薬]	当帰建中湯
腹中冷えて切られるように痛み，雷鳴し，呕吐	[附子・粳米][半夏・大棗] ＊外部よりの冷えや冷えたものを多飲多食（水毒）し，四肢厥逆，脈沈微のイレウスなど．大建中湯（もくもく）との合方は百病を治す．	附子粳米湯
右の少腹より心胸に迫る絞痛	[当帰・芍薬][茯苓・朮] ＊下利止まず悪寒する者は加附子．大便秘すれば加大黄．	当帰芍薬散
悪寒，腹痛し，下利	←20．下利	真武湯
手足がひどく冷えて下利，腹痛	←2．寒，冷，厥	四逆湯
ぐったりとして下利，腹痛	←20．下利	茯苓四逆湯

〈応じる薬徴〉

膠飴 ── 胃の機能を和潤する
厚朴 ── 気を下し満を散じる

[桂枝・竜骨]	失精家，少腹弦急	[薏苡仁・敗醤根]	虚証の腸癰
[地黄・山茱萸]	少腹不仁，ときに弦急	[黄連・黄芩]	心下痞鞕
[桂枝・烏頭]	寒疝	[黄連・乾姜]	腹痛
[桂枝・芍薬]	腹痛，腹満	[人参・乾姜]	腹痛
[芍薬・甘草]	両腹直筋の異常緊張を緩め，腹痛，腹満，体痛を治す	[蜀椒・乾姜]	もくもく，胸腹痛
		[甘草・乾姜]	腹痛
[膠飴・芍薬]	腹痛	[甘草・麻黄]	心下堅
[当帰・芍薬]	腹痛，右下腹部の拘攣	[甘草・大棗]	腹痛
[朮・芍薬]	腹痛，下利	[人参・大棗]	胃を滋潤
[枳実・芍薬]	腹中結実拘攣	[大棗・半夏]	胃を滋潤
[枳実・厚朴]	実証の腹満	[半夏・厚朴]	胸腹満
[枳実・大黄]	大便不通，胸腹満	[半夏・大棗]	腹中雷鳴
[大黄・附子]	温めて下す	[半夏・附子]	腹痛
[大黄・甘草]	腹中に塊	[半夏・附子]	腹痛
[桃仁・大黄]	実証瘀血	[附子・粳米]	腹痛
[桃仁・牡丹皮]	瘀血		

20　下利

　総て痢疾の初より後重のなきものは用心すべし．後重ある者は大抵実証なり．

　痢疾，脈微細なる者，手足寒き者，純血を下し，或は魚のはらわたの如き者は皆凶候．

　老人，虚弱の人，痢疾を患うに，日ならずしてぐったりとする者がある．日を経て飲食漸く減じ，精力脱すれば則ち多くは浮腫を発し死す．

　泄瀉久々として止まざる者は，治し難しと為す．其の証多くは乾呕し，或は噫気食臭，或は心胸微しく腫れ，或は咽喉涸燥し，或は心下痞鞕し腹中雷鳴し食進まず，或は五更瀉，鶏鳴瀉と称する者に至りては更に治し難し．生姜瀉心湯，附子粳米湯，人参湯加附子，茯苓四逆湯，真武湯等を撰んで用うべし．若し脈数にして宿滞あり，下利後重の者は瀉心湯，調胃承気湯，桃核承気湯，大承気湯等に宜し．後重止めば更に方を転ずべし．しばらく食物を節慎して，飲物を禁ずるを要となす．

　陰証の下利は共通して裏急後重を欠き気づかずに洩らし易い．

　虚証の下利で胃に病変があれば人参湯，四君子湯，小腸にあれば半夏瀉心湯，大腸にあれば真武湯．

　初めて起こりしときは，葛根湯を用いて汗を取り，以て外邪を発散す．其の人腹中拘急し，腹痛，裏急，大便或は血を交う者は桂枝加大黄湯，腹痛甚だしく下利，身熱日に進む者は黄芩加大黄湯．熱勢裏急更に甚だしく，呕吐し，下利昼夜数十行の者は大柴胡加芒硝湯，病勢更に甚だしく，腹満激痛，煩渇し舌上黄黒胎，下利に度無く，膿血腐臭を下す者は桃核承気湯，大承気湯を以て速やかに邪熱を除く．

症候	二味の薬徴	薬方
初期，汗無く項背強，合病，下利	[桂枝・葛根] [葛根・芍薬] ＊太陽病の邪熱が裏に迫って自然に下利．頭痛，発熱．	葛根湯
腹痛，下利，発熱し，心下痞鞕し，後重する合病	[黄芩・芍薬] [黄芩・大棗] ＊食中毒，大腸炎，感冒など．加大黄．	黄芩湯
項背強ばり，裏急後重し，息苦しいひどい下利	[葛根・黄連] [黄連・黄芩] ＊食中毒，感冒など．表裏双解の法．	葛根黄連黄芩湯
下利頻発，乾嘔，心煩	[甘草4・黄連] [黄連・黄芩] ＊急迫症状あり．熱候はない．	甘草瀉心湯
胸脇苦満し，腹中結実して裏急後重	[柴胡・枳実] [芍薬・甘草] ＊幾日も下利止まず，手足冷の真武湯と誤認し易い．また恊熱利の桂枝人参湯と表裏の別あり．	四逆散
肛門灼熱して，熱い下利	[白頭翁・秦皮] [黄連・黄檗] ＊熱利下重し，渇して水を飲まんと欲し，心悸腹痛．	白頭翁湯
腹痛甚だしく紫黒色を下す	←27．婦人の病	桃核承気湯
下剤を以て下利を利す	←21．便秘	大承気湯，小承気湯
腹満，下利，しぶり腹	[桂枝・芍薬] [芍薬・甘草] ＊腹直筋は緊張して肌表に浮かぶ．	桂枝加芍薬湯
大実痛，裏急後重	[桂枝・芍薬] [大黄・甘草] ＊大便硬く，腹痛し，便意頻数で，強いテネスムス．	桂枝加芍薬大黄湯

軟便下利	[人参・乾姜][人参・朮]	人参湯
	*身体冷えて心下痞鞕し，胃内停水あり．乾嘔して食せず，ときに水瀉性下利．加附子．	
水瀉性下利で発熱，腹痛	[人参・乾姜][桂枝・朮]	桂枝人参湯
	*協熱利，脈浮弱で発熱，腹痛はきつい．	
久痢，粘液血便	[赤石脂・禹余糧][赤石脂・乾姜]	赤石脂禹余糧湯合桃花湯
	*粘液血便で裏急後重のある者は不可．	
おもらしするほどの水様便	[朮・芍薬][附子・茯苓]	真武湯
	*冷えて停滞した水気が下降して，腹痛，下利，小便不利，夜間甚だしい下利（疝利），鶏鳴時の下利によい．	
完穀下利	[乾姜・附子][甘草・乾姜]	四逆湯
	*清穀は飲食化せず臭気もない．腹部に寒飲ある故に渇せず．	
自下利の脱症	[乾姜・附子][人参・附子]	四逆加人参湯
	*脱水して生命に危険を感じる下利．	
激しい煩躁	[乾姜・附子][茯苓・乾姜]	茯苓四逆湯
	*失禁，虚熱，脈はしまりなく弱く．	
重症下利の極	[乾姜3・附子][乾姜・猪胆汁]	通脈四逆加猪胆汁湯
	*脱汗珠の如く気息微微，厥冷，転筋，煩憤躁擾．	

発熱して下利，腹痛	虚弱者，脈浮弱，自汗	桂枝湯
	初期，項背強，無汗	葛根湯
	暴瀉，呼吸困難，食中毒など	葛根黄連黄芩湯
	渇，小便不利，腹痛は軽い	五苓散
	食中毒，霍乱	橘皮大黄朴硝湯
	腹満し，しぶり腹	桂枝加芍薬湯
	水瀉性下利，きつい腹痛	桂枝人参湯
	力がぬけるほど，おもらし	真武湯
	清穀，脈浮にして遅	四逆湯
裏急後重	便意のみ盛んで，何回も上圊するが出る量は少なく，排便後も便意去らず．芍薬，大黄の入った方．	
	発熱，腹痛	黄芩湯．加大黄
	腹中結実して痛み，後重	四逆散
	下剤を以て下利を制す	桃核承気湯
	熱利下重，渇	白頭翁湯

	腹満して苦しく，後重	桂枝加芍薬大黄湯

〈応じる薬徴〉

[葛根・芍薬]	自下利	[甘草・大黄]	強いテネスムス
[黄芩・芍薬]	自下利	[桂枝・芍薬]	裏急後重
[朮・芍薬]	自下利	[桂枝・朮]	恊熱利
[葛根・黄連]	利遂ニ止マズ	[赤石脂・禹余糧]	久利の要薬
[甘草・黄連]	下利日ニ数十行	[人参・附子]	自下利の脱症
[枳実・芍薬]	腹痛, 下利	[乾姜・附子]	完穀下利
[白頭翁・秦皮]	熱利下重	[乾姜3・附子]	重症下利
[桃仁・大黄]	紫黒色を下す下利	[茯苓・乾姜]	下利, 煩躁
[桃仁・大黄]	下剤を以て下利を制す		

21　便秘

　頑固な便秘は精密な検査をして悪性腫瘍，狭窄等によるものは外科的処置をする必要がある．

　実証便秘は弛緩性で，大便は太く長く，臭いもきつい．植物性下剤の大黄と塩類下剤の芒硝を組み合わせてうまく処理できる．
　虚証の便秘は兎糞状のコロコロ便で小建中湯，八味丸，人参湯などを用いて補いながら緩やかに排便させる．

　薬方中に大黄を含むときは相当に増量してもよい．附子瀉心湯 5g，大黄牡丹皮湯 10-15g などがあり，急性症では 20g を用いることもある．而し，大黄を加味するときは 2-3g に止め，大黄甘草丸等を兼用するとよい．

　攻下でなく，気痞を散じるときは，柴胡加竜骨牡蛎湯の如く煎じた後に大黄を加えるか，或は大黄黄連瀉心湯の如くふり出しとする．

　大黄は恐くない．而し急性症の場合は論の如く用いねばならない．大承気湯は，小承気湯を与えて，腹中でガスが動けば用いる如きものである．

症候	二味の薬徴	薬方
津液通ずれば排便	← 11．胸脇部の異常 ＊脇下鞭満して大便せずして舌上白苔の者は本方で嘔を止め津液をめぐらせば便通がつく．	小柴胡湯
胸脇苦満の強い者は本方で下して諸症状を和解	← 11．胸脇部の異常 ＊胸脇妨脹し，肩項強痛し，臍傍の大筋強靭な者．	大柴胡湯
上衝を下して治す	[川芎・大黄] ＊諸種の上衝転変せざる者．半夏厚朴湯や苓桂朮甘湯に兼用．	芎黄散（東洞）
心下痞鞕し気分の落ちつかない者	← 10．心下部の異常 ＊顔色赤黒く便秘して胸が痞える者．	瀉心湯
吐を下に引いて治す	[大黄・甘草] ＊胃反，膈噎等の大便難なる者にも良し．	大黄甘草湯
常習便秘に	[大黄・甘草][芍薬・センナ]	薬局製剤「便秘薬」
甘草を含まず緩緩に転泄	[枳実・大黄][麻子仁・杏仁] ＊体質虚弱な者，高齢者など．長服して可．	麻子仁丸
老人などのコロコロ便	[桃仁・大黄][地黄・黄芩]	潤腸湯（万病回春）
肥満して自家中毒物が停滞	[防風・大黄] ＊充実している病邪を攻撃排除．	防風通聖散（宣明論）
胃家実也	＊腹裏に食物，水分が病勢のために乾燥して結実．	陽明ノ病為ル

胃気和セズ	[大黄・甘草] [大黄・芒硝] ＊胃気鬱滞して熱を醸し，咽乾口燥，鬱熱便秘．	調胃承気湯
腹大満シテ通ゼズ	[枳実・大黄] [枳実・厚朴] ＊津液外に出て胃中燥き大便はポロポロか秘結．	小承気湯
燥屎を攻下する	[枳実・大黄] [大黄・芒硝] ＊最も強力な下剤．まず小承気湯を与えて放屁があれば服してよいとあるのは急性症．しかし慢性症では気楽に用いてよい．	大承気湯
浣腸剤	蜜 ＊津液が尽きて，肛門乾燥し，鞭便通ずるを得ざる者．	蜜煎導
腸癰	← 27．婦人の病	大黄牡丹皮湯
少腹急結	← 27．婦人の病	桃核承気湯
陳旧瘀血	← 27．婦人の病	抵当湯
大便実して腹痛	[桂枝・芍薬] [大黄・甘草] ＊寒実の一症．食物の停滞，裏急後重．	桂枝加芍薬大黄湯
便秘し，胸もと痞え，冷え	[大黄・附子] [黄連・黄芩] ＊老人の食滞など．	附子瀉心湯
温めて浮かして下す	[大黄・附子] [附子・細辛] ＊寒疝，脇腹絞痛し，腰脚に及ぶ者を治す．拘攣激しき者は芍薬甘草湯を合方し，芍甘黄辛附湯（吉益南涯）．	大黄附子湯

〈応じる薬徴〉

枳実 ── 胸腹部に結実する気を破り水をめぐらす

大黄 ── 消化管内の結実を通利して二便を利す

芒硝 ── 消化管内の結毒を軟らげ燥を潤し下泄して熱を除く

[枳実・大黄]	大便不通	[桃仁・大黄]	実証瘀血を破る
[川芎・大黄]	上衝を下す	[大黄・芒硝]	二便の閉結を通じる
[大黄・黄連]	気痞を瀉下して散じる	[大黄・附子]	温めて下す
[大黄・甘草]	胃中の壅閉を大便に導く		

22　小便の異常

　　小便不利．小便せんと欲するも意なき者．

　　小便難．小便せんとして尿器に臨んで出ず．

　　小便数．小便すと雖も至って少なく度数重なる者．

症候	二味の薬徴	薬方
《尿不利》		
のぼせて，小便出しぶる	← 4．上衝 ＊裏気と水気も上衝して多唾口燥，手足厥逆．	苓桂味甘湯
渇して汗出で小便不利	← 15．渇，乾 ＊胃気上行して水気外に向かって漏泄する故に尿不利．	五苓散
水血和合せず渇して小便不利	← 15．渇，乾 ＊血液が津液を失って渇して小便淋渋して汗無き者．	猪苓湯
悸してひどく汗出て小便不利，渇なし	← 14．汗の異常	茯苓甘草湯
津液尽きて小便不利	← 11．胸脇部の異常 ＊陽気微結して津液めぐらず．	柴胡桂枝乾姜湯
体が重くして小便不利	← 11．胸脇部の異常 ＊胸満煩驚し，水気もまた上迫し，外に溢れて小便不利．	柴胡加竜骨牡蛎湯
短気微飲ハ小便ヨリ去ルベシ	← 6．めまい ＊十分に堅凝しない水が胃内停水となって，小便不利．	苓桂朮甘湯
短気微飲ハ小便ヨリ去ルベシ	← 24．体痛，麻痺 ＊十分に堅凝しない水が下部にめぐらず，小便不利．	腎気丸
一身面目黄腫，小便不利	← 23．浮腫 ＊加附子として疼痛性疾患に．	越婢加朮湯
身橘皮色ノ如ク，小便不利	← 18．黄	茵蔯蒿湯

汗漏レテ止マズ，小便難ニ四肢微急	← 24．体痛，麻痺 ＊水気，陽気外に漏れて下降せず．加（苓）朮附湯として用いること多し．	桂枝加附子湯
冷えて腹中痛み尿不利	← 27．婦人の病 ＊腰脚痛，生理痛など．	当帰芍薬散
尿閉	[地黄・山茱萸][茯苓・沢瀉] ＊転胞（輸尿管のねじれ），妊娠，産褥時の排尿障害．	八味丸
冷えて停滞した水気が下降して小便不利	[附子・茯苓][茯苓・朮] ＊冷えて停滞した水気が下降せず小便不利．	真武湯
体液を失い，煩躁	[乾姜・附子][茯苓・乾姜] ＊ぐったりとして心下痞鞕し，脈微細．本方を服して小便利する者は救われる．	茯苓四逆湯

《点滴》

小便点滴して通せず痛をなす	《尿不利》→ ＊加大黄．	猪苓湯
血尿	← 27．婦人の病 ＊加大黄として煎服．	桂枝茯苓丸
二便を快利させて	← 27．婦人の病 ＊利尿の剤より効あり．打撲にも．	桃核承気湯
腸癰の症で二便不利	← 27．婦人の病	大黄牡丹皮湯

《自利, 数》

小便清（す）める者	←3. 発熱・暑がり・ほてり ＊裏熱なし, 発汗すべし. 承気湯との鑑別.	桂枝湯
瘀血の症で小便自利	←27. 婦人の病 ＊少腹鞭満.	抵当湯
小便数	[甘草・乾姜] ＊肺中冷えて, 手足冷たく頻尿. 稀薄な分泌物.	甘草乾姜湯
虚労, 小便多シ	←19. 腹候, 腹満, 腹痛 ＊疲れ易く, 手足はほてり, 或は冷え, 口乾き.	黄耆建中湯
腰中冷エテ, 小便自利シ, 腰重シ	[甘草・乾姜][乾姜・朮] ＊この症で, 手掌, 足心煩熱する者は八味丸.	苓姜朮甘湯
夜間多尿に	←24. 体痛, 麻痺	八味丸
たれ流し	←20. 下利 ＊腹中冷痛し, 心下痞鞭し, 小便不禁の者. 加附子.	人参湯

〈応じる薬徴〉

猪苓 ── 水気を下降して渇を止め水道を利す
茯苓 ── 気のからんだ水気の逆行を下降する．また滋潤の能あり
沢瀉 ── 外行する水を内に帰せしめて小便を通利する
朮　 ── 内外の湿を集めて小便を通利する．性温

[桂枝・茯苓]	裏気の衝逆を下降する	[地黄・山茱萸]	少腹不仁，小便不利
[茯苓・朮]	水気を順通する 最も速やかな剤	[麻黄・朮]	尿利を促し，疼痛を治す
		[茵蔯蒿・梔子]	瘀熱を小便に導く
[猪苓・茯苓]	渇，尿不利を治す	[朮・附子]	水気を順通して陽気を救う
[茯苓・沢瀉]	渇，尿不利を治す	[桃仁・大黄]	実証瘀血を除く
[附子・茯苓]	小便不利を治す	[水蛭・虻虫]	陳旧瘀血を除く
[滑石・阿膠]	渇，尿不利，血尿を治す	[甘草・乾姜]	頻尿，涎沫を治す
[栝呂根・牡蛎]	渇，小便不利	[桂枝・黄耆]	虚労を治す
[竜骨・牡蛎]	動築上迫を治める	[朮・乾姜]	尿利を調える

23 浮腫

　結核，がん等（腎疾患を除く）で浮腫がでたら1月．

　水腫病で臍の孔の凸出する者は脱症．

　腫れを押してくさりたる瓜を袋の中に入れたる如き者は虚腫で八味丸，真武湯，附子理中湯．

　腹水に（ガスのうちは別）攻下の剤を与う可からず．柴苓湯や茵蔯・梔子，茵蔯五苓散 or 合人参湯，分消湯など．

　麻黄剤を使う浮腫は上半身，防已，黄耆は下半身，殊に脚の方の浮腫に多い．急性症には麻黄剤がよいが慢性化してくると具合の悪いことが多い．

症候	二味の薬徴	薬方
水腫の初期は汗を発す	←3. 発熱・暑がり・ほてり	小青竜湯
水腫の初期は汗を発す	←3. 発熱・暑がり・ほてり ＊腎炎，ネフローゼ等の病初期に用いられる．	大青竜湯
一身面目洪腫	[麻黄・石膏] [麻黄・朮] ＊伏熱があって浮腫し，自汗，渇，尿不利．附子を加味した越婢加朮附湯は関節炎，皮膚炎等に多用する．	越婢加朮湯
一身面目洪腫	[甘草・麻黄] ＊実状の強い実腫や喘．	甘草麻黄湯
皮膚病内陥した腫満	[甘草・麻黄] [連翹・桑白皮]	麻黄連翹赤小豆湯
腰より以下の虚腫	[牡蛎・沢瀉] [葶藶・商陸根]	牡蛎沢瀉湯
汗かき，ガマ腹，下肢に腫	←24. 体痛，麻痺 ＊膝関節炎など．	防已黄耆湯
皮表ぶよぶよ	[防已・茯苓] [防已・黄耆]	防已茯苓湯
腎炎，ネフローゼ	小柴胡湯 1：五苓散 0.5	柴苓湯（得効方）
水腫で腰脚冷え，下腹不仁，小便不利	←22. 小便の異常	八味丸
久利の浮腫	←20. 下利	真武湯

諸久病, 面部, 四肢微腫	←2. 寒, 冷, 厥	茯苓四逆湯
	*精気衰憊し, 乾嘔して食せず, 溏泄, 悪寒し.	

24　体痛，麻痺

　　体痛は先ず桂枝加朮附湯，桂枝附子湯，甘草附子湯を撰用してみる．

　　病む所が腫起し或は赤色を発すれば葛根加朮附湯，越婢加朮附湯，桂枝二越婢一加朮附湯，桂芍知母湯を撰用する．

　　強直或は強屈して痛みある者は，芍甘附子湯，烏頭湯に宜し．

　　筋骨疼痛の甚だしい者を白虎歴節風と名づけ，烏頭湯を用い，走注して腫起に及ぶ者は越婢加朮附湯を用いる．

　　痿弱して床より起つ能わざれば桂枝加苓朮附湯を用いれば三月にして諸症退き起歩常に復す．

　　経水不利或は腹中拘攣する者は桂枝茯苓丸，桃核承気湯等の駆瘀血剤を兼用すれば治癒は早い．

　　痛は水の変が主で，血の変は1，2割である．

　　陽症を身疼痛と述べ陰症は身体疼痛と述べている．

　　疼は一処に凝結したもので上下に動かず．痛は上に動き下に動き一ならず．

　　麻痺やしびれの症は相当な陽症に見えても虚寒の症が潜むことが多い．

症候	二味の薬徴	薬方
《体痛》		
汗無く筋肉痛	[麻黄・朮][桂枝・麻黄] ＊腱鞘炎，捻挫，ガス中毒などで尿利減少．	麻黄加朮湯
項背強バル	←2．寒，冷，厥 ＊うなじから背すじにかけての凝り．加（苓）朮附湯．	葛根湯
項背強バリ，反ッテ汗出デ	←2．寒，冷，厥 ＊葛根湯証と思いきや汗出で本方証のこと間々あり．	桂枝加葛根湯
頸背強バル	←11．胸脇部の異常 ＊うなじから首すじにかけて凝り，胸下塞がる．	小柴胡湯
身体がうずき痛む	←3．発熱・暑がり・ほてり ＊神経症の身体痛など．	柴胡桂枝湯
歩いて来られる神経痛やリウマチ	[麻黄・石膏][朮・附子] ＊脈の緊張よく，赤ら顔，渇，尿不利．	桂枝二越婢一加苓朮附湯
実証の関節炎で腫れて痛み，渇して尿不利の者	[麻黄・石膏][朮・附子]	越婢加朮附湯
急迫性の激しい筋肉の攣急と疼痛	[芍薬・甘草] ＊腹直筋の攣急を伴う．	芍薬甘草湯
腹中拘攣して痛み腰脚に引く	[芍薬・甘草][大黄・附子] ＊或は陰卵掀腫，十指冷痺し，大便難なる者．	桂枝加芍薬大黄附子湯

第Ⅰ部／24 体痛，麻痺

脇腹絞痛し，冷えて便秘する者	[大黄・附子][芍薬・甘草・附子] ＊拘攣激しく，冷えて便秘する者．	芍甘黄辛附湯（南涯）
久しく冷をとった疼痛	[麻黄・薏苡仁][甘草・麻黄] ＊表は血虚し，裏は水湿ある症．	麻杏薏甘湯
汗出て身重くガマ腹の膝関節症	[防已・黄耆][黄耆・朮] ＊動揺して表に浮かぶ水は固定せず．故に身重く汗出で．	防已黄耆湯
腰冷えて重く小便自利	← 2．寒，冷，厥	苓姜朮甘湯
過激な運動や過労	[麻黄・薏苡仁][芍薬・甘草] ＊治せざれば桂芍知母湯．	薏苡仁湯（明医指掌）
左，足腰以下に発する痛み	[当帰・川芎][茯苓・朮] ＊若いときのご乱行がたたって年老いて足腰立たぬ．	疎経活血湯（万病回春）
腰冷え仙骨に板を張ったような	[甘草・乾姜][当帰・川芎]	五積散（万病回春）
虚羸の者で外邪を受けて動けない	[朮・附子][生姜・大棗] ＊白朮附子湯に近い．	朮附湯（外台秘要）
虚労の者の体痛	[朮・附子][生姜・大棗] ＊汗漏れて止まず．悪風し，小便出しぶり．四肢微急．	桂枝加（苓）朮附湯
寒がって激痛	[桂枝4・附子][甘草・附子] ＊疼痛強く，汗は少ない．病位は表で病は浅い．朮を加えて効あり．	桂枝附子湯

前方で，大便難，小便不利して激痛	[朮・附子][甘草・附子] ＊桂枝附子湯方中の，桂枝を去り朮を加えて水気を分別する．これ外台秘要の朮附湯．	桂枝附子去桂加朮湯
ひどく寒がり激痛	[朮・附子][大量の桂枝・附子] ＊汗出て，短気し，尿不利するリウマチ等．病位は裏，病は深い．加防已，加茯苓．	甘草附子湯
関節は腫脹して奇形	[朮・附子][桂枝・知母] ＊実に近く，痛みは強く渇あり．	桂枝芍薬知母湯
悪寒甚だしく強屈して痛む	[芍薬・甘草][甘草・附子] ＊二便通ぜざれば加大黄．茯苓四逆湯に合してよく温める．	芍薬甘草附子湯
四肢が重くだるく痛む	[朮・附子][茯苓・附子] ＊水気めぐらず，滞り致す所，また浮腫あり．	真武湯
手足寒エ，身体，骨節痛ム	[朮・附子][人参・附子] ＊真武湯とは生姜，人参の差．	附子湯
強直，凝着，悪寒	[烏頭・麻黄][芍薬・甘草] ＊歴節病の聖薬．腹直筋の異常緊張．	烏頭湯
四肢疼ミ，厥逆シテ悪寒	[乾姜・附子][甘草・附子]	四逆湯
病仍ホ解セズ煩躁	[茯苓・附子][乾姜・附子] ＊芍甘附子湯を合して効大．	茯苓四逆湯

《麻痺》		
外証ハ身体不仁	[桂枝・黄耆][生姜・黄耆] ＊知覚麻痺して一向に痛痒を感じない．加朮附湯．	黄耆桂枝五物湯
経閉し腰腿攣痛	← 27．婦人の病	桃核承気湯
少腹に不仁と知覚鈍麻あり脚力低下	[地黄・山茱萸][茯苓・沢瀉] ＊疲れ易く腰痛，夜間尿など．	八味丸
虚証の中風偏枯で尿利異常	[朮・附子][桂枝・附子] ＊心悸目眩し，身瞤動する者は加茯苓．	桂枝加（苓）朮附湯
振振トシテ地ニ擗レント欲ス	[附子・生姜][附子・茯苓] ＊労状，四肢冷えてめまい．体中の力がぬける感じ．尿不利．	真武湯
脳血管障害で血分多く，水気少なし	[麻黄・杏仁][当帰・川芎] ＊実証に近い者の気血をめぐらし陽気を通わす．	続命湯
半身不随	[桂枝・麻黄][川芎・芍薬] ＊闘病反応のやや衰えた者の気血をめぐらし，風湿を除き，脾胃の機能を強化する．麻黄湯の方意あり．	小続命湯 （千金方，和剤局方）

〈応じる薬徴〉

芍薬 —— 筋中の血行をよくして攣急攻迫を緩める
葛根 —— 項背に凝る血を滋潤して項背強ばる症を治す

[桂枝・葛根]	項背強を治す	[乾姜・朮]	腰以下の冷痛を治す
[柴胡・黄芩]	頸項強ばるを治す	[生姜・大棗]	脾胃の機能を強化
[桂枝・附子]	悪寒	[桃仁・大黄]	実証の瘀血を破る
[桂枝4・附子]	大量の桂枝は疼痛を治す	[地黄・山茱萸]	少腹不仁
[桂枝・黄耆]	痺閉の久敗瘡	[芍薬・甘草]	筋緊張を緩めて疼痛を治す
[桂枝・麻黄]	発汗を促す	[甘草・附子]	厥冷，厥逆をを治す
[桂枝・知母]	清熱，止渇	[大黄・附子]	温めて排便
[麻黄・朮]	尿利を促し，疼痛を治す	[朮・附子]	疼痛
[麻黄・石膏]	伏熱を除く	[茯苓・附子]	寒凝した水気をほぐす
[麻黄・杏仁]	上部，表位の水を逐う	[生姜・附子]	頭眩
[麻黄・薏苡仁]	疼痛	[人参・附子]	手足寒，背悪寒
[防已・黄耆]	風水を治す	[烏頭・麻黄]	屈伸すべからざる疼痛
[黄耆・朮]	倦怠を除く		

25 外科的症候 附：出血

症候	二味の薬徴	薬方
《瘡瘍（おでき）》		
初期1〜2日	←3．発熱・暑がり・ほてり ＊発汗して表熱を解する．	葛根湯，葛根加朮附湯
初期，憎寒壮熱	［柴胡・荊芥］［桔梗・川芎］ ＊小柴胡湯の適応．神経質．	十味敗毒湯（華岡青洲）
膿点のできた後	［桔梗・枳実］［枳実・芍薬］ ＊水血凝結して癰膿に至る．	排膿散及湯
癰疔内攻	←10．心下部の異常 ＊胸苦しく，胸中動悸して苦しむ者．	瀉心湯
なかなか治らず衰憊せる者	←11．胸脇部の異常 ＊動悸煩悶，精神困乏．	柴胡桂枝乾姜湯
内攻衝心，舌上燥熱，不大便	←21．便秘	調胃承気湯
肉芽形成	津蟹，反鼻，鹿角霜 ＊大いに効あり．急性症，結核性で浸潤のある者は不可．	伯州散（本朝経験方）
淤膿尽きず、新肉長ぜず	←24．体痛，麻痺	桂枝加（苓）朮附湯

濃い膿は止み,薄い浸出液の止まない者	←24. 体痛,麻痺 ＊寒性膿瘍で再発をくり返す者は瘡口を切開し病根をえぎり出し,中をきれいにするがよい.	防已黄耆湯
荏苒として愈えず新肉長ぜず	←1. 救急,疲労倦怠・遷延した病	耆帰建中湯
久しきを経て瘻管状となった諸瘍	←23. 浮腫	越婢加朮附湯
《腸癰（腸内の化膿性疾患．虫垂炎など）》		
突然の腹痛	←19. 腹候,腹満,腹痛	柴胡桂枝湯
腹満シ,時ニ痛ム	←19. 腹候,腹満,腹痛	桂枝加芍薬湯
脈腹ともに充実,便秘	←27. 婦人の病	大黄牡丹皮湯
前方より虚,便秘なし	[桃仁・薏苡仁] [牡丹皮・瓜子]	腸癰湯（千金方）
前方より更に虚	[敗醤・薏苡仁] [附子・敗醤]	薏苡附子敗醤散
《打撲（水血俱に凝結して瘀血，瘀汁となるもの．大黄よく凝血，凝滞を和す)》		
先ず鎮静	←10. 心下部の異常	大黄黄連瀉心湯,冷服
打ち身に	←27. 婦人の病 ＊手術前にのんでおくと経過がよい.	桂枝茯苓丸
打撲損傷眼,会陰打撲	←27. 婦人の病	桃核承気湯
墜撲折傷	←27. 婦人の病 ＊瘀血凝滞し,心腹脹痛し,二便通ぜざる者.	抵当湯

打ち身の仕上げ	[川芎・大黄][桂枝・甘草]	治打撲一方（香川修庵）

体痛のメモ

小児の成長痛	四肢痠痛（さん），痠は痛．　小建中湯	
顔面神経麻痺 （口眼喎斜，三叉神経痛）	目は第一枝に．両側に出ることはない． 桂枝加苓朮附湯，黄耆桂枝五物湯，五苓散， 桂枝二越婢一加苓朮附湯，麻黄附子細辛湯， 桂枝去芍薬加麻黄附子細辛湯	
肋間神経痛	柴陥湯，人参湯，烏頭赤石脂丸	
痛風	越婢加朮湯，桂枝芍薬知母湯，大柴胡湯	
腰痛 （座骨神経痛，椎間板ヘルニア等． 　運動が大切）	芍薬甘草附子湯，芍薬甘草黄辛附湯，苓姜朮甘湯， 桂枝去芍薬加麻黄附子細辛湯，当帰四逆加呉茱萸生姜湯， 五積散，八味丸，駆瘀血剤	
膝関節痛	越婢加朮（附）湯，防已黄耆湯，芍薬甘草附子湯， 桂枝芍薬知母湯	

附：出血

症候	二味の薬徴	薬方
熱気盛んで出血	←12. 煩, 煩躁, 狂癇	瀉心湯
舌乾唇燥, 煩悶, 身体困憊, 諸出血証, 胸中動悸	←12. 煩, 煩躁, 狂癇 ＊少陰の瀉心湯.	黄連阿膠湯
下血綿綿として止まず, 身体萎黄, 唇口乾燥	←27. 婦人の病	芎帰膠艾湯
面青く体痩せ, 舌色刷白	［黄土・黄芩］［地黄・阿膠］ ＊遠血, 長びいた虚証. 煩熱.	黄土湯
裏急後重して便膿血	←3. 発熱・暑がり・ほてり	黄芩湯
血便, 急迫	［白頭翁・秦皮］［黄連・阿膠］	白頭翁加甘草阿膠湯
便膿血	←20. 下利	桃花湯
血尿, 下血	←27. 婦人の病	桂枝茯苓丸
倒経	←27. 婦人の病 ＊白沃を兼ねること多し.	桂枝茯苓丸 桃核承気湯　瀉心湯
脱血過多	←12. 煩, 煩躁, 狂癇 ＊心神恍惚. 合当帰芍薬散.	酸棗湯
出血の長びくとき	補血の剤より補気の剤	四君子湯　人参湯

26 皮膚の病

症候	二味の薬徴	薬方
皮膚に異常な水気あり	←14．汗の異常 ＊浸潤した湿疹，虫さされ，中耳炎など．	桂枝加黄耆湯
赤斑を発する発疹	←2．寒，冷，厥 ＊痛む所腫起し，或は赤色．	葛根加朮附湯
肥厚して硬く，痛む	←2．寒，冷，厥 ＊加大黄．	葛根加朮附湯
皮膚面赤く隆起	［柴胡・荊芥］［桔梗・川芎］ ＊浸出液少なく，痂皮．柴胡の証あり．	十味敗毒湯（華岡青洲）
目のまわりの発疹，かゆみ	←18．黄 ＊肌表に熱感あり．	梔子蘗皮湯
肉上粟起	←15．渇，乾	五苓散
上衝気味で強い炎症	十味敗毒湯合黄連解毒湯 ＊加大黄．加薏苡仁．	清上防風湯（万病回春）
分泌物多く汚い	←23 浮腫 ＊咽乾口渇，二便不利．久しきを経て瘻管状となったもの．	越婢加朮附湯

体内に邪熱がこもって口渇	←12. 煩, 煩躁, 狂癇	黄連阿膠湯
心下痞, 心中煩悸のある癰疔	←10. 心下部の異常 ＊のぼせ強く, 充血性, 便秘.	瀉心湯
乾燥し, 心下痞鞕し, 古びた熱	[黄連・黄芩][梔子・黄檗]	黄連解毒湯（外台秘要）
柴胡の症ある黄連解毒湯	[黄連・黄芩][梔子・黄檗] [柴胡・芍薬]	黄連解毒湯（万病回春）
乾燥して渋紙色, ザラザラ, かゆい	[当帰・芍薬][黄連・黄芩] ＊四物湯合黄連解毒湯.	温清飲（万病回春）
肌膚木皮の如し	[当帰・地黄][知母・石膏] ＊発赤, 搔痒, 分泌物, 痂皮, 口渇, 夏に悪化.	消風散（外科正宗）
虚証で強いかゆみ	[当帰・芍薬][荊芥・防風] ＊前二方のウラの方. 熱状, 隆起なく, 痒みが強い.	当帰飲子（済生方）
熱がって顔色赤く	←15. 渇, 乾 ＊裏熱旺盛, 渇, かゆみ.	白虎加桂枝湯
諸虚不足	←1. 救急, 疲労倦怠・遷延した病 ＊思わず顔をそむけたくなるような寒性潰瘍.	十全大補湯（和剤局方）
寒がること多い皮膚の病	←2. 寒, 冷, 厥	真武湯
精気衰憊し, 乾呕して食せず面部, 四肢微腫する者	←12. 煩, 煩躁, 狂癇	茯苓四逆湯

《軟膏》		
潤肌，平肉	当帰，紫根	紫雲膏（華岡青洲）
消炎，殺菌，捻挫	鬱金，黄檗	中黄膏（華岡青洲）
ヘルペス（帯状疱疹）	からだの左右どちらか片側だけに帯状に発疹．後に痛みを残さずに治療するのがコツ． 　本症は発熱を伴うことが多く，初発には表証に対する薬方を用いるのが原則．発熱を伴わない場合でも発表剤で対処しないと応じないことが多い．即ち柴胡桂枝湯の旧病があっても桂枝湯や桂枝加葛根湯．陰証だと麻黄附子細辛湯で好結果を得ることが多い． 　その他に，葛根湯（加石膏），桂枝麻黄各半湯，桂枝二越婢一湯，真武湯，附子湯，烏頭桂枝湯など．	
《膿疱症（虫歯や化膿性病巣のアレルギー）》		
外用	→	中黄膏
四肢煩熱，痒み	←3．発熱・暑がり・ほてり	三物黄芩湯
皮膚枯燥してザラザラ，頭にフケ	←24．体痛，麻痺	麻杏薏甘湯
ザラザラ，かゆい	→	温清飲 黄連阿膠湯
化膿傾向	→	十味敗毒湯
《乾癬（鱗屑を以て覆われた乾性の斑）》		
渋紙色のガサガサ	→	温清飲
発赤，口渇，掻痒	→	消風散

体内に熱がこもって口乾	→	黄連阿膠湯
肌表に熱感，痒み	→	梔子蘗皮湯
《疣贅（いぼ）》	その質柔軟，表面滑沢のものは治し易い．その面断裂し，鋸歯状のものは難治．	薏苡仁甘草湯
外は血燥痂皮，内に水気あり	←24．体痛，麻痺	麻杏薏甘湯 紫雲膏長期塗布 親玉に灸
水いぼ	←15．渇，乾	五苓散
《指掌角化症（主婦湿疹）》		
温まるとほてり強く口唇乾燥，帯下	←27．婦人の病	温経湯
月経困難，臍傍圧痛	←27．婦人の病	桂枝茯苓丸
肌膚甲錯，回盲部圧痛	←25．外科的症候	薏苡附子敗醤散
《凍傷》		
手足をひどく冷たがり，脈微細	←2．寒，冷，厥 ＊早めに服んでおく．	当帰四逆加呉茱萸生姜湯
手足から冷えあがり	←2．寒，冷，厥	甘草乾姜湯
月経困難，臍傍圧痛	←27．婦人の病	桂枝茯苓丸 紫雲膏マッサージ

《陰嚢湿疹》	→	温清飲
	*境界明瞭な頑癬（インキンタムシ）は陰嚢には来ない．クロトリマゾールM軟膏の治．	

皮膚病のメモ

少量の加大黄（0.3〜0.7）は治効を高める．
加薏苡仁は化膿を押さえる．
加石膏は熱をとり潤す．

27　婦人の病

症候	二味の薬徴	薬方
《経水不調》	経水不利の者を捨て置いて治せざれば，後必ず神経症，動脈硬化症，がんなどの因となる．早く駆瘀血剤を用いて血の道を整えて後患を防ぐべし．と先人は警告している．従わねばならない．	
癥痼（腹中の癒着性の硬結）	［桃仁・牡丹皮］［桂枝・茯苓］ ＊臍傍の抵抗・圧痛，臍上悸，頭痛．	桂枝茯苓丸
上衝甚だしく少腹急結	［桃仁・大黄］［桂枝・甘草］ ＊実証，脂ぎった顔色，便秘，のぼせ冷え，狂状．	桃核承気湯
実証の陳旧瘀血	［桃仁・大黄］［水蛭・虻虫］ ＊腹底に癥，腹皮に青筋，小便自利，健忘，発狂様状態，悪性腫瘍など．	抵当湯
回盲部附近の凝結	［桃仁・大黄］［牡丹皮・瓜子］ ＊諸癰疽，疔毒．	大黄牡丹皮湯
虚証の陳旧瘀血	［桃仁・大黄］［蟅蟲・乾漆］ ＊身体羸痩，皮膚枯燥，疲労倦怠，心煩．	大黄䗪虫丸
腹中諸疾痛	［当帰・芍薬］［茯苓・朮］ ＊水血相結びて右の胸腹に凝結．貧血傾向で足冷，腰痛，心悸亢進，尿利異常．	当帰芍薬散

腹中に腫塊のない瘀血症	[当帰・川芎][麦門冬・人参] ＊手掌煩熱，唇口乾燥，上熱下寒，帯下．	温経湯
だらだらと出血の止まない者	[当帰・川芎][阿膠・艾葉] ＊不正諸出血，流産して続いて出血，妊娠して救うべき血を下す者など．	芎帰膠艾湯
経水適断，適来	←11．胸脇部の異常	小柴胡湯
逆経	←25．外科的症候　附：出血	
《生理痛》 月経直前に堪え難く痛み，開始すれば止む	→	桃核承気湯
月経中に痛む	→	桂枝茯苓丸 当帰建中湯 芎帰膠艾湯
嘔して心煩し発熱頭痛	←16．胃	黄連湯
手足厥寒し，経水不調にして腹中攣急	←2．寒，冷，厥	当帰四逆加呉茱萸生姜湯
腹中刺痛	[膠飴・芍薬][当帰・芍薬]	当帰建中湯
《帯下》	白帯下には難易の二症がある．30歳前後の者は白物が多く下っても白漏で，真の白帯下ではなく，経水不調に準じて治療すれば治らない者は無い．4,50歳後，経断ちて後に発するは治し難い．	

鮮血,濁血を下し,腹中拘攣し,身熱,頭重	→	桂枝茯苓丸
少腹急結し,二便不利	→	桃核承気湯
陰中痒痛し,小便赤渋	→	大黄牡丹皮湯
腹痛が腰胯に連なって心悸,眩暈	→	当帰建中湯
唇口乾燥し血色無き者	→	芎帰膠艾湯
白沃甚だしき者	←24. 体痛,麻痺	八味丸
白物を下すこと久しく,血精減耗の者	←11. 胸脇部の異常 ←12. 煩,煩躁,狂癇	柴胡桂枝乾姜湯 黄連阿膠湯
《妊娠,産後》		
つわり,食事入らずむかむか	←17. 嘔,嘔吐,噦	小半夏加茯苓湯
つわり,ひどい嘔吐	←17. 嘔,嘔吐,噦	乾姜人参半夏丸
つわり,神経症	←12. 煩,煩躁,狂癇	半夏厚朴湯
むかつき,食欲なく,胃痛	←16. 胃	柴胡桂枝湯
妊娠常服	[当帰・芍薬][朮・黄芩]	当帰散(安胎丸)
産前,産後の感冒	←2. 寒,冷,厥	桂枝湯

乾呕，食せず，心下痞鞕	← 16．胃	人参湯
下利，腹痛	→ *小便不利，腰脚麻痺して力無し．加附子．	当帰芍薬散
労状をなす産後の下利	← 20．下利	真武湯
妊娠末期の欬	← 8．喘・欬	麦門冬湯
産後腹痛腰腿に引く	→	桂枝茯苓丸
毎妊堕胎する者	→	芎帰膠艾湯
産後調節を失して精気衰憊	← 1．救急，疲労倦怠・遷延した病	茯苓四逆湯
《**更年期障害**（血の道症）》	加齢とともに卵巣の機能低下，ホルモンのバランスの失調，また内分泌が臓器との協調がくずれて，精神的変化，血管神経系の変化が起きて全身の変調を来たすもの．	
悪寒，熱感，気がめいって	← 3．発熱・暑がり・ほてり *頭痛，めまい，むかむか，人に会うのを嫌い，しきりにあくびなど．	柴胡桂枝湯
脈，腹力緊張よく臍傍圧痛	→ *諸種の不定愁訴．加大黄として煎．黄連解毒丸兼用．	桂枝茯苓丸
上逆，発狂，少腹急結	→ *二便不利，赤白帯下，腰腿攣痛．	桃核承気湯

実証でめまいとつきあげ	[当帰・川芎][黄連・黄芩] ＊陣中戦傷の鎮静剤として作られた方.	女神散（にょしん）（浅田宗伯）
陰性瘀血	→	当帰芍薬散
性的神経症	← 12．煩，煩躁，狂癇 ＊多夢驚惕，鬼交漏性，身体羸痩.	桂枝加竜骨牡蛎湯
煩躁驚狂	← 12．煩，煩躁，狂癇 ＊五感の働きが異常に敏感.	柴胡加竜骨牡蛎湯
精神困乏	← 12．煩，煩躁，狂癇	柴胡桂枝乾姜湯
やたらと腹が立ち	← 12．煩，煩躁，狂癇 ＊気分いらつき，腹動．加芍薬，加黄連.	抑肝散（保嬰撮要）
不安感，咽中炙臠	← 12．煩，煩躁，狂癇	半夏厚朴湯
ヒステリー	← 12．煩，煩躁，狂癇 ＊嘆き悲しんで，泣き，ときに神がかりのような不思議なしぐさをし，しばしばあくびをする者.	甘麦大棗湯

婦人病のメモ		
子宮脱出症	当帰四逆加呉茱萸生姜湯（宇津木昆台） 補中益気湯加赤石脂（華岡青洲）	

卵巣膿腫	桂枝茯苓丸 腸癰湯 薏苡附子敗醤散	
子宮内膜症	芎帰膠艾湯 薏苡附子敗醤散 芍薬甘草湯（加膠飴）	
乳腺症 （気滞と考えて）	半夏厚朴湯加川芎 香蘇散 葛根湯	
乳腺炎	桂枝茯苓丸（妊娠中） 大黄牡丹皮湯 葛根湯	
子宮筋腫 （うずらの卵大まで）	桂枝茯苓丸（加薏苡仁・別甲，加生姜・甘草） 折衝飲（賀川玄悦） 温経湯 芎帰膠艾湯	
乳癌	紫根牡蛎湯（浅田流） 竹皮大丸	

〈応じる薬徴〉

当帰 ── 血を和し寒を散じる
芍薬 ── 筋中の血行をよくして攣急攻迫を緩める
川芎 ── 血中の気薬
地黄 ── 血分を滋潤して血熱を瀉す
桃仁 ── 血を破り血滞を散らす
牡丹皮 ── 血分の諸血を散じ，血中の伏熱を瀉す
水蛭 ── 陽証瘀血の血塊を溶かす
虻虫 ── 水蛭で溶かした血を走らす
蟅蟲 ── 悪血を除く
䗪虫 ── 堅を破り畜血を逐う

[桂枝・茯苓]	裏気の衝逆を和す	[半夏・厚朴]	不安症
[桂枝・甘草]	気逆上衝を治す	[大棗・小麦]	神経の興奮を鎮静
[桃仁・大黄]	実症瘀血を破る	[竜骨・牡蛎]	動築上迫する血を下降
[桃仁・牡丹皮]	瘀血を破る	[黄連・乾姜]	腹痛
[牡丹皮・瓜子]	腸癰を治す	[当帰・大棗]	腹痛
[牡丹皮・阿膠]	帯下	[生姜・半夏]	呕，嘔吐，噦
[水蛭・虻虫]	陳旧瘀血	[乾姜・半夏]	温めて呕，嘔吐を治す
[蟅蟲・乾漆]	虚証の陳旧瘀血	[朮・黄芩]	食欲不振
[当帰・川芎]	陰性瘀血を和す主薬	[人参・朮]	食せず
[当帰・芍薬]	腹痛	[麦門冬・半夏]	喘欬
[阿膠・艾葉]	虚証の出血	[麦門冬・半夏]	帯下
[柴胡・黄芩]	経水の適断，適来	[附子・茯苓]	下利
[柴胡・甘草]	肝気の鬱結を散じる	[乾姜・茯苓]	精気の衰憊

28 　小児の病

症候	二味の薬徴	薬方
育児上の注意	小児は三分の寒を忍び七分の飲を喫せしめよ．子供に厚着をさせてはいけない．また子供は脾胃の働きが充分でないので，たくさん食べたがるが満腹させないで七分位で止めておくのがよい．	
治療上の注意	小児は予備エネルギーが少ないので，脱水症状や栄養欠乏に注意して，食欲を出すことを急がねばならない． 小児が眠ってばかりいるのを安心してはいけない．脈と腹をよく観ねばならない．	
《虚弱児》		
やせて，腹痛，鼻血	←19. 腹候，腹満，腹痛 ＊顔色悪く，元気なく，疲れ易く，食が細い．二本棒．	小建中湯
疳が強く，地黒	←11. 胸脇部の異常 ＊胸や鼻に青筋，食進まず，くすぐったがり．	小柴胡湯
神経質でのぼせ易く	←11. 胸脇部の異常 ＊赤ら顔，汗かき易く，長風呂不可．	柴胡桂枝湯
《初生児の鼻づまり》	←3. 発熱・暑がり・ほてり ＊少量をホッペに塗ってやる．	麻黄湯エキス
《故無く発熱》	←11. 胸脇部の異常 ＊変蒸熱．所謂智恵熱．	小柴胡湯

《夜尿症》	8割は治る．お母さん叱らないで．	
顔色すぐれず，腹痛	→	小建中湯
ガブ飲み，地図は大きい	←15．渇，乾	白虎加人参湯
ねぼけて目さめず	←3．発熱・暑がり・ほてり	葛根湯
《夜啼き》		
足を縮めて寝る	←24．体痛，麻痺	芍薬甘草湯
虚弱児	→	小建中湯
ヒステリー	←12．煩，煩躁，狂癇 ＊あくび，泣きたくなる．	甘麦大棗湯

第Ⅱ部 薬徴とそのパートナー

1	気	桂枝	甘草	厚朴	橘皮	枳実
2	血	当帰	川芎	芍薬	桃仁	牡丹皮
		地黄	人参	虻虫	水蛭	蟅蟲
		䗪虫				
3	水	黄耆	麻黄	防已	杏仁	栝呂実
		半夏	生姜	朮	沢瀉	茯苓
		猪苓				
4	滋潤	阿膠	葛根	膠飴	大棗	麦門冬
5	温める	呉茱萸	乾姜	附子	烏頭	細辛
6	清熱	黄連	黄芩	黄檗	柴胡	梔子
		石膏				
7	通利	大黄	芒硝			

1 気

　気とは，働きだけがあって，形のないもので，血や水を従えて身体の内を循行しているものである．呼吸によって天の気，食物によって地の気が，それぞれ体内に取り入れられ，それらが一緒になって体内をめぐっていると考えられる．

　この気の循行が妨げられると人は病むに至る．その異常は気の上衝と気の鬱滞に大別される．

〈循気の剤〉

桂枝 —— 表気を発散し，一切の表気を和す

甘草 —— 急迫閉塞症状を緩和する

厚朴 —— 気を下し満を散じる

橘皮 —— 心胸中の気を巡らす

枳実 —— 気を破り水を行らす

桂枝

気
発散．和．

桂樹の樹皮．
香気豊かで辛味強く，甘味を帯びたもの．

諸薬を導き，表気を発散し，一切の表気を和す．即ち，
①表気を発散し　②裏気が上逆して表位に迫るを和し　③裏気を表位に違して疎通せしめる

① **桂枝湯．頭痛シ，発熱シ，汗出テ悪風．**（傷/太陽病上篇）
　　　　［桂枝・甘草］── 表気を発散し，切迫症状を緩和し，気逆上衝を治す主薬となし，頭痛，悪風，発熱，悸，冒，眩，奔豚，胸満，呕，煩，煩躁，短気，狂，尿不利を治す．
　葛根湯．汗無ク悪風ス．　→ 4 葛根 (p.225)
　　　　［桂枝・甘草］［桂枝・葛根］
　麻黄湯．汗無クシテ喘．　→ 3 麻黄 (p.198)
　　　　［桂枝・麻黄］── 表気を発散し，上部，表位の水気を和し，発汗の主薬となし，悪寒，発熱，疼痛，喘欬等を治す．
　大青竜湯．汗出デズシテ煩躁スル者．　→ 3 麻黄 (p.198)
　　　　［桂枝・麻黄・石膏］

② **桂枝加桂湯．奔豚ヲ発ス．**（傷/太陽病中篇）
　　　　［桂枝5・甘草2］
　苓桂朮甘湯．気胸ニ上衝．　→ 3 茯苓 (p.217)
　　　　［桂枝・甘草］［茯苓・朮］
　五苓散．脈浮数ニシテ煩渇スル者．　→ 3 猪苓 (p.221)
　　　　［桂枝・茯苓］── 裏気の衝逆を和し，水気の逆行を下降し，頭眩，奔豚，胎動を治す．
　茯苓沢瀉湯．胃反，吐シテ渇ス．　→ 3 茯苓 (p.217)
　桂枝甘草湯．心下悸シ，按ズルヲ得ント欲スル者．（傷/太陽病中篇）
　　　　［桂枝4・甘草2］
　桂枝甘草竜骨牡蛎湯．火逆シ，煩躁スル者．（傷/太陽病中篇）
　　　　［竜骨・牡蛎］── 固気し水血の凝堅を和らげ，臍上動悸を鎮め驚癇を治す．
　　　　［桂枝・甘草］
　柴胡桂枝乾姜湯．心煩，頭汗出デ．　→ 6 柴胡 (p.251)
　　　　［柴胡・黄芩］［桂枝・甘草］
　柴胡加竜骨牡蛎湯．胸満煩驚．　→ 6 柴胡 (p.251)

黄連湯．腹中痛ミ，嘔吐．　　→6 黄連 (p.246)
　　　　［桂枝・甘草］［黄連・乾姜］
炙甘草湯．脈結代，心動悸ス．　　→4 麦門冬 (p.231)
　　　　［桂枝・甘草］［麦門冬・人参］
当帰四逆湯．手足厥寒．　　→2 当帰 (p.176)
　　　　［桂枝・甘草］［当帰・大棗］
木防已湯．喘満，心下痞堅．　　→3 防已 (p.201)
　　　　［桂枝・石膏］── 桂枝は気を開き表気を和し，石膏は気を緩めて内
　　　　　　　　　　　　熱を冷まし，表裏の気逆を治し，喘満を治す．
　　　　［防已・人参］

③ 温経湯．唇口乾燥．　　→2 当帰 (p.176)
　　　　［桂枝・甘草］［当帰・川芎］
桂枝茯苓丸．胎動．　　→2 桃仁 (p.183)
　　　　［桂枝・茯苓］［桃仁・牡丹皮］
桃核承気湯．狂ノ如ク．　　→2 桃仁 (p.183)
　　　　［桂枝・甘草］［桃仁・大黄］
桂枝加芍薬湯．腹満シ時ニ痛ム．　　→2 芍薬 (p.179)
　　　　［桂枝・芍薬］── 桂枝は表を守り衛，芍薬は裏に働き栄，営衛併せ
　　　　　　　　　　　　て，腹満腹痛を治す．
小建中湯．腹中急痛．　　→2 芍薬 (p.179)
　　　　［桂枝・芍薬］［膠飴・芍薬］
黄耆桂枝五物湯．身体不仁．　　→3 黄耆 (p.196)
　　　　［桂枝・黄耆］
桂枝加附子湯．悪寒，小便難，四肢微急．（傷／太陽病上篇）
　　　　［桂枝・附子］── 表気を和し，陽気を救い，悪寒を治し，脱症を救
　　　　　　　　　　　　う．大量の桂枝は附子を得て疼痛を治す．
桂枝附子湯．身体疼煩．　　→5 附子 (p.238)
　　　　［桂枝・附子］［甘草・附子］
八味丸．少腹不仁．　　→2 地黄 (p.188)
　　　　［桂枝・牡丹皮］── 血中に走り疼滞を除き血行を促進する．
　　　　［地黄・牡丹皮］

*

※桂枝は表裏，虚実，陰陽，水血にわたって之を組み，よく散じ，よく通じ，よく温め，よく托し，表裏ともに達しないところがない．

※散剤，丸剤等で桂枝を含み，その効の徐放を期待する薬方は成分を多く含む桂枝を用いるがよい．

〈桂枝〉

[桂枝・甘草] ― 気逆上衝を治す主薬.

 桂枝湯 ― 頭痛汗出　　　　　　桂枝去芍薬湯 ― 脈促, 胸満
 桂枝加桂湯 ― 奔豚　　　　　　桂枝甘草湯 ― 心下悸
 桂枝加竜骨牡蛎湯 ― 目眩, 失精
 桂枝甘草竜骨牡蛎湯 ― 煩躁　　救逆湯 ― 驚狂
 炙甘草湯 ― 心動悸　　　　　　当帰四逆湯 ― 手足厥寒
 柴胡桂枝乾姜湯 ― 頭汗　　　　黄連湯 ― 腹痛
 白虎加桂枝湯 ― 温瘧　　　　　桃核承気湯 ― 狂の如し
 桂枝人参湯 ― 恊熱利　　　　　桂枝加芍薬湯 ― 腹満し時に痛
 小建中湯 ― 腹中急痛　　　　　茯苓沢瀉湯 ― 胃反, 訴えが多い
 半夏散及湯 ― 咽痛

[桂枝・麻黄] ― 発汗の主薬

 小青竜湯 ― 発熱, 欬　　　　　葛根湯 ― 項背強, 汗無く悪風
 麻黄湯 ― 汗無くして喘　　　　大青竜湯 ― 汗出でずして煩躁. 石膏あり

[桂枝・茯苓] ― 裏気の衝逆を和す

 五苓散 ― 水逆　　　　　　　　苓桂甘棗湯 ― 奔豚
 苓桂朮甘湯 ― 起則頭眩　　　　苓桂味甘湯 ― 面酔状の如し
 茯苓甘草湯 ― 心下悸　　　　　柴胡加竜骨牡蛎湯 ― 煩驚
 八味丸 ― 短気　　　　　　　　桂枝茯苓丸 ― 癥痼

[竜骨・牡蛎] ― 驚癇を治す

 桂枝加竜骨牡蛎湯 ― 失精, 夢交
 救逆湯 ― 驚狂　　　　　　　　柴胡加竜骨牡蛎湯 ― 胸満煩驚
 桂枝甘草竜骨牡蛎湯 ― 火逆

[桂枝・石膏] — 喘満, 嘔

 木防已湯 — 喘満　　　　　　白虎加桂枝湯 — 嘔

[桂枝・芍薬] — 腹痛

 桂枝湯 — 解肌　　　　　　　黄耆桂枝五物湯 — 身体不仁

 桂枝茯苓丸 — 腹痛　　　　　桂枝加芍薬湯 — 腹痛

 小建中湯 — 腹中急痛

[桂枝・牡丹皮] — 血行促進

 桂枝茯苓丸 — 癥痼　　　　　八味丸 — 伏熱を除く

[桂枝・附子] — 悪寒, 大量の桂枝は疼痛

 桂枝加附子湯　　　　　　　八味丸

 桂枝附子湯　　　　　　　　甘草附子湯

 桂枝芍薬知母湯

甘草

気
急迫閉塞症状を緩和．

カンゾウの根．
外皮は赤みあり，内部は鮮黄色で，甘味強く苦味のないもの．

諸薬に協和して薬気を病の所在に留め置き，急迫閉塞症状を緩和する．

甘草湯．咽痛．（傷/少陰病）
桔梗湯．甘草湯ヲ与エテ差エザル者．（傷/少陰病）
　　　　濁唾，腥臭ヲ出ス膿瘍．（金/肺痿肺癰欬嗽上気病篇）
　　　［桔梗・甘草］── 上衝の肺熱を瀉し腫痛を和らげ，咽痛，諸瘡，膿
　　　　　　　　　　　血を治す．
桂枝甘草湯．心下悸．　→桂枝 (p.164)
　　　　［桂枝・甘草］
甘草麻黄湯．一身面目洪腫．　→3 麻黄 (p.198)
　　　　［甘草・麻黄］
芍薬甘草湯．其ノ脚即チ伸ブ．　→2 芍薬 (p.179)
　　　　［芍薬・甘草］
大黄甘草湯．吐．　→7 大黄 (p.258)
　　　　［大黄・甘草］
甘草乾姜湯．厥．　→5 乾姜 (p.235)
　　　　［甘草・乾姜］

〔甘草を用いない薬方〕
1) 急速に薬効の発現を狙い，他に波及する症のないもの．
　　乾姜附子湯 ── 昼日ハ煩躁シテ眠ルヲ得ズ，夜ハ安静．
　　黄耆桂枝五物湯 ── 身体不仁，風痺ノ状ノ如シ．（頭痛，熱など他に波及する症なし）

2) 水気を逐う方
　　真武湯 ── 小便利セズ，水気アリト為ス．
　　五苓散 ── 小便利セズ，消渇．
　　猪苓湯 ── 渇シテ水ヲ飲マント欲シ，小便不利．
　　茵蔯蒿湯 ── 小便不利，渇シテ水漿ヲ引ク者．

3) 胃実の症で排便性治癒機転を求める方．
　　大承気湯・小承気湯 ── 不大便五六日．燥屎．
　　大柴胡湯 ── 心下急．
　　抵当湯 ── 少腹鞕満，小便自利．

麻子仁丸 ─ 少腹数，大便即チ堅．

○ 主症以外の他に波及する症があれば甘草を用いる．
　　調胃承気湯 ─ 発熱，心煩．
　　大青竜湯 ─ 吐．
　　桂枝加大黄湯 ─ 大実痛．

＊

※甘草はすべての病位で，主薬の薬能を引き立たせる．故に国老の別称がある（反対に作用の劇しい大黄は将軍）．甘草は水分を体内に貯留させる能があり，その結果薬気を病の所在に留め置きその効を全うさせるのである．
　しかし水気を救う方に配伍されることが少ないのは，先人は経験的に甘草のステロイド様抗利尿作用を知っていたのであろう．

※以前は東北二号と呼ばれる甘草を梱包のまま求めて，それを炭火で炙ってカットして用いていたが，浮腫，低カリウム血症，高血圧，偽アルドステロン症など，さして気にかけないで使用できたが，最近の甘草は油断がならない．
　1日量2.5g以下に抑えて用いている．産地が以前と異なると思われるが，甘草の成分であるグリチルリチンは細尿管でのカリウム排泄を促進するので注意して用いねばならない．

厚朴

気
気を下し満を散じる.

ホホノキの樹皮.
外部栗の皮の如く,内面に縦紋があり濃紫色.質は緻密で,爪をかけるともろくくずれる.香りあり,少しく苦い.

気を下し満を散じる.
①喘を治し　②心腹脹満を治し　③腹実満を散じる

① 桂枝加厚朴杏仁湯.　微喘.　(傷/太陽病中篇)
　　　[厚朴・杏仁] ─ 気を下し満を散じ,心胸に迫る裏水を下降して微喘を治す.
　　　[桂枝・甘草]

② 半夏厚朴湯.　咽中ニ炙臠有ルガ如シ.　(金/婦人病篇)　→3 半夏 (p.206)
　　　[半夏・厚朴]

　 厚朴生姜半夏甘草人参湯.　腹脹満ス.　(傷/太陽病中篇)
　　　[半夏・厚朴]

③ 厚朴三物湯.　病ンデ閉ザス.　(金/腹満寒疝宿食病篇)
　　　[枳実・厚朴] ─ 気を破り水をめぐらし気を下し満を散じ,凝結する水飲を破り腹満を治す.
　 小承気湯.　腹大満シテ通ゼズ.　→7 大黄 (p.258)
　　　[枳実・厚朴][枳実・大黄]

〈厚朴〉

[厚朴・杏仁] ─ 微喘

　　桂枝加厚朴杏仁湯 ─ 微喘

[枳実・厚朴] ─ 腹満

　　麻子仁丸 ─ 胃気強く,小便数,大便堅

　　厚朴三物湯 ─ 病んで閉ざす　　厚朴七物湯 ─ 腹満

　　小承気湯 ─ 腹大満して通ぜず　大承気湯 ─ 短気し,腹満して喘

橘皮

気
心胸中の気分をめぐらす．
みかんの果皮．
黄色で肌の細かい香り高く苦味のあるもの．

心胸中の気分をめぐらし，
①胸痺　②宿水　③噦　を治す．

① 橘皮枳実生姜湯．胸痺，胸中気塞ガリ，短気ス．（金／胸痺心痛短気病篇）
　　　［橘皮・枳実］── 心胸中の気分を通じ水を行らし，胸中の疼痛，気塞，短気を治す．
　　　［橘皮・生姜］── 心胸中の気分を通じ水の動揺逆行を和し，胸中の痛み，気塞，宿水，嘔噦を治す．

② 茯苓飲．心胸中ニ停痰，宿水有リ．　→3 茯苓（p.217）
　　　［橘皮・生姜］

③ 橘皮竹茹湯．噦逆ノ者．（金／嘔吐噦下利病篇）
　　　［橘皮・竹茹］── 心胸中の気分を通じ胃熱をさまし噦逆を治す．

　　　　　　　　　　　　＊

※半夏厚朴湯の気の塞がりは咽喉のあたりで，橘枳姜湯は少し下ってネクタイのあたりに感じることが多い．
　橘枳姜湯と同一文にある茯苓杏仁甘草湯は気塞がりが共通しているが，茯苓杏仁甘草湯は短気（呼吸促迫）が主証で，気塞は客証で循環器疾患に用いられる．橘枳姜湯の主証は気塞で短気は客証である．つまり呼吸器疾患に用いられることが多く，気管支喘息に柴胡剤と合方して柴朴湯とは異なった意味の効を奏することがある．

※後世，六陳八新の説が起こり橘皮は陳に属し，採取後時間を経て蜀椒のような色になったものを佳とする説もあるが，新鮮で，その気が激しいものほどよく効く．陳皮の陳はもと青皮に対して言ったものであろう．例えば陳久の陳のようで，熟成の意味で旧古の謂ではない．
　みかんの原種と言われるシラワコウジミカンを植えておくと，すばらしい橘皮を得ることができる．関東以南であれば容易に育つ．

〈橘皮〉

［橘皮・枳実］── 胸中気塞

　橘皮・枳実 ── 短気

［**橘皮・生姜**］— 胸痺，宿水，噦

    橘枳姜湯 — 短気　　　　　茯苓飲 — 食する能わず

    橘皮竹筎湯 — 噦逆

［**橘皮・竹筎**］— 噦逆

    橘皮竹筎湯 — 噦逆

枳実

気
気を破り水を巡らす．

芳香性で，果皮が厚く苦味のあるもの．

胸腹部に結実する気を破り水を巡らし，
①腹満・腹痛　②腹拘攣　③宿食停飲　を治す．

① **麻子仁丸**．胃気強ク，小便数，大便則チ堅．（金/五臓風寒積聚病篇）
　　　　［枳実・大黄］— 気を破り二便の閉結を通し大便不通を治す．
　　　　［麻子仁・杏仁］— 脾胃を清利して滋潤し水気を通わせて，便難を治す．
　　小承気湯．胸大満シテ通ゼズ．（金/腹満寒疝宿食病篇）
　　　　［枳実・大黄］
　　厚朴三物湯．病ンデ閉ザス．（金/腹満寒疝宿食病篇）　　→厚朴 (p.170)
　　　　［枳実・厚朴 8］
　　大承気湯．腹満シテ喘．（金/腹満寒疝宿食病篇）　　→7 大黄 (p.258)
　　　　［枳実・厚朴］

② **四逆散**．少陰病，四逆．　　→6 柴胡 (p.251)
　　　　［枳実・芍薬］— 気を破り水を行らし，筋中の血流をよくし，腹痛，拘攣，瘡瘍を治す．
　　大柴胡湯．心下急．　　→6 柴胡 (p.251)
　　　　［枳実・芍薬］
　　排膿散．瘡家．（方極）
　　　　［枳実・桔梗］— 気を破り水を行らし上衝肺熱を瀉し，血を和し膿を排す．

③ 心胸間ニ停痰宿水有リ食スル能ワズ．　　→3 茯苓 (p.217)
　　　　［枳実・朮］— 気滞を通じ水を行らし，飲食の停滞による水毒を除く．

〈枳実〉

　　［枳実・大黄］— 大便不通

　　　大柴胡湯 — 心下急　　　　　　　厚朴三物湯 — 腹満，便秘

　　　小承気湯 — 大便不通　　　　　　麻子仁丸 — 大便難

[麻子仁・杏仁] ― 便難
　　麻子仁丸 ― 大便難

[枳実・芍薬] ― 拘攣
　　大柴胡湯 ― 心下急　　　　　四逆散 ― 腹中痛
　　排膿散 ― 癰膿

[枳実・桔梗] ― 膿を排す
　　排膿散 ― 瘡家

[枳実・朮] ― 停滞する宿水を除く
　　茯苓飲 ― 宿水

2　血

　体の中を流れている赤い液体が血である．この血液が正常な機能を失い，一種の有害な状態となって身体の随所に停滞するものを瘀血と云う．

　瘀血が原因となって発生する疾病は，軽症では生理痛，虫垂炎，更に子宮筋腫，卵巣膿腫，膠原病，腎炎，肺炎，気管支喘息等のアレルギー疾患，更に進んで動脈硬化症，悪性腫瘍等の原因になるやに考えられる．

　また，心疾患も血液循環の異常と見られる．

　　　　　当帰 ── 血を通和し寒を散じる．
　　　　　川芎 ── 血中の気薬．
　　　　　芍薬 ── 血行をよくする．
　　　　　桃仁 ── 血を破り，血滞を散らす．
　　　　　牡丹皮 ── 諸結を散じ，血中の伏熱を瀉す．
　　　　　地黄 ── 血分を滋潤し血熱を瀉す．
　　　　　人参 ── 血の凝迫を緩め，胃の機能を扶ける．

〈陳旧瘀血（動物生薬）〉
　　　虻虫 ── 血塊を溶かす
　　　水蛭 ── 血を走らす
　　　蟅蟲 ── 悪血を除く
　　　䗪虫 ── 堅を破り，畜血を逐う

当帰

血
血を通和し寒を散じる．

トウキの根．
肥えて大きく髭根の多く付いている馬尾のようで，外皮は褐紫色，内部は黄白色で，味は少し甘く後少し辛く，香りよく潤いのあるもの．

血を和し寒を散じ，気血をして各々帰するところにあらしめ，
①腹中諸疾痛　②崩漏脱血　③新血をめぐらし　④手足厥寒
⑤気血を滋養　⑥中風痱症　を治す．

① **当帰芍薬散．腹中疠痛．**（金/婦人妊娠病篇）
　　　　　　　腹中諸疾痛．（金/婦人雑病篇）
　　　［当帰・川芎］── 血を和し寒を散じ血気の滞りを行らし，陰性瘀血を和す主薬となし，冷え，生理異常，下血，帯下等を治す．
　　　［当帰・芍薬］── 血を和し寒を散じ血行をよくし，腹痛を治す．

　当帰建中湯．虚羸不足シ，腹中刺痛止マズ．（金/婦人産後病篇）
　　　［当帰・芍薬］

② **芎帰膠艾湯．漏下，脱血．**　　→ 地黄（p.188）
　　　［地黄・阿膠］

③ **温経湯．少腹裏急シ，手掌煩熱シ，唇口乾燥シ，瘀血裏ニ在リテ去ラズ，或は崩中．**（金/婦人雑病篇）
　　　［当帰・川芎］
　　　［牡丹皮・阿膠］── 血中の伏熱を瀉し血分を滋潤して，旧血を和し新血を会通して帯下等を治す．

④ **当帰四逆湯．手足厥寒シ，脈細ニシテ絶セント欲スル者．**（傷/厥陰病）
　　　［当帰・大棗］── 血を和し寒を散じ胃を滋潤して身体の殻冷えを温散する．
　　　［当帰・細辛］── 血を和し寒を散じ陳寒を温め，厥寒を治す．

⑤ **四物湯．気血を滋養する．**　　→ 地黄（p.188）
　　　［当帰・地黄］── 血を和し寒を散じ血を滋潤して貧血を治す．

⑥ **続命湯．中風，痱．**　　→ 3 麻黄（p.198）
　　　［当帰・川芎］

※当帰,芍薬は補血の能は同じで,当帰は血を温めてめぐらすに対し,芍薬は血を清して収斂する.

※当帰は血虚を補い,川芎は鬱血した血を循らす力は弱い.

※虚証瘀血に当帰,芍薬,川芎,地黄
　　当帰は活血と補血.
　　芍薬は涼血と補血.
　　川芎は温血と行血
　　地黄は温血と補血

〈当帰〉

[当帰・川芎] ― 陰性瘀血を和す主薬.

　　当帰芍薬散 ― 腹痛　　　　芎帰膠艾湯 ― 漏下

　　温経湯 ― 帯下　　　　　　続命湯 ― 中風痱

[当帰・芍薬] ― 腹痛

　　当帰芍薬散 ― 腹痛　　　　芎帰膠艾湯 ― 漏下

　　温経湯 ― 帯下　　　　　　当帰建中湯 ― 腹中刺痛止

[牡丹皮・阿膠] ― 積瘀の血

　　温経湯 ― 帯下

[当帰・大棗] ― 殻冷え

　　当帰四逆湯 ― 手足厥寒

[当帰・地黄] ― 貧血

　　四物湯 ― 気血を滋養

川芎

血
血中の気薬.

センキュウの根茎.
アメ色で重く固いもの.
外皮黒褐色, 内部黄白色
で, 気味が辛烈のもの.

血中の気薬でよく血気の滞りをめぐらし,
①腹痛 ②漏下, 下血 ③崩中 ④血毒の上逆 を治す.

① 当帰芍薬散. 腹中疗痛. → 当帰 (p.176)
　　　[当帰・川芎]
　　　不眠 → 3 茯苓
　　　[川芎・茯苓]

② 芎帰膠艾湯. 漏下, 下血 → 地黄 (p.188)
　　　[地黄・阿膠]

③ 温経湯. 崩中.
　　　[牡丹皮・阿膠] → 牡丹皮 (p.186)

④ 酸棗湯. 眠ルヲ得ズ. → 3 茯苓 (p.217)
　　　[川芎・茯苓]
芎黄散（応鐘散）. 上衝, 転変治セザル者. （東洞家方）
　　　[川芎・大黄] — 血毒の上逆を去り湿熱を下泄する.

〈川芎〉

　　[川芎・茯苓] — 不眠
　　　当帰芍薬散 — 腹中疗痛　　　酸棗湯 — 眠ルヲ得ズ

　　[川芎・大黄] — 上衝
　　　芎黄散 — 上逆

芍薬

血
血行をよくする.

シャクヤクの根.
肉色の白いもの. 少しく
香りあり. 甘味, 渋味,
苦味がある.

筋肉の血行をよくして攣急攻迫する症を緩めて,
①欬　②疼痛　③麻痺　④腹満, 腹痛　⑤下利　⑥瘀血　⑦瘡癰　を治す.

① **小青竜湯**. 発熱シテ欬.　　→ 3 麻黄 (p.198)
　　　　［芍薬・甘草］── 筋中の血行をよくし切迫症状を緩和し, 筋の緊張
　　　　　　　　　　　　を緩めて急痛, 腹痛, 疼痛, 欬を治す.

② **桂枝湯**. 身疼痛.　(傷 / 太陽病中篇)
　　　　［芍薬・甘草］

　芍薬甘草湯. 其ノ脚伸ブ.　(傷 / 太陽病上篇)
　　　　［芍薬・甘草］

　芍薬甘草附子湯. 反ッテ悪寒スル者.　(傷 / 太陽病中篇)
　　　　［芍薬・甘草］　→ 5 附子 (p.238)

　桂枝芍薬知母湯. 諸肢節疼痛.　→ 3 朮 (p.209)
　　　　［芍薬・甘草］

　烏頭湯. 歴節ヲ病ム.　(傷 / 太陽病中篇)　→ 5 烏頭 (p.242)
　　　　［芍薬・甘草］

③ **黄耆桂枝五物湯**. 血痺, 外証ハ身体不仁.　(傷 / 太陽病上篇)　→ 3 黄耆
　　　　［芍薬・大棗］── 攻迫する血を和し胃を滋潤して上に迫る血を和す.

④ **柴胡桂枝湯**. 心腹卒カニ痛ム.　→ 6 柴胡 (p.251)
　　　　［芍薬・甘草］

　大柴胡湯. 心下急.　→ 6 柴胡 (p.251)
　　　　［枳実・芍薬］

　桂枝加芍薬湯. 腹満シ時ニ痛ム.　(傷 / 太陰病)
　　　　［芍薬・甘草］

　小建中湯. 腹中急痛.　→ 4 膠飴 (p.224)
　　　　［芍薬・甘草］

　四逆散. 腹中痛ミ, 泄利下重.　(傷 / 太陽病中篇)　→ 6 柴胡 (p.251)
　　　　［芍薬・甘草］

⑤ 葛根湯．太陽と陽明ノ合病．自下利ス．　→ 4 葛根 (p.225)
　　　［葛根・芍薬］― 瘀血を和し収斂して自下利を治す．
　黄芩湯．太陽と少陽ノ合病．自下利ス．　→ 6 黄芩 (p.248)
　　　［黄芩・芍薬］― 胃中の血滞を瀉し収斂して自下利を治す．
　真武湯．腹痛シ，小便利セズ，自下利．　→ 5 附子 (p.238)
　　　［朮・芍薬］―― 小便を利し血の攣急攻迫を緩めて腹痛，自下利を治す．

⑥ 桂枝茯苓丸．癥痼．　　→ 桃仁 (p.183)
　　　［桂枝・芍薬］
　当帰芍薬散．腹中疠痛．　→ 当帰 (p.176)
　　　［当帰・芍薬］
　温経湯．少腹裏急．　→ 当帰 (p.176)
　　　［芍薬・甘草］
　芎帰膠艾湯．腹中痛ム．　→ 当帰 (p.176)
　　　［芍薬・甘草］

⑦ 排膿散．瘡家．　→ 1 枳実 (p.173)
　　　［枳実・芍薬］

　　　　　　　　　　　　　　＊

※芍薬には収斂性がある．故に相手の能を専らにする薬方には芍薬を組ませない．
　胸中満悶の症には芍薬は用いない．胸満は上衝に比べれば一等重き症である．
　脈促胸満を治す桂枝去芍薬湯は桂枝湯より芍薬を除き［桂枝・甘草］の能を十分に機能させる方である．桂枝去芍薬湯より発する身体疼煩の桂枝附子湯は脈浮虚にして濇と云い，炙甘草湯に脈結代，心動悸と云い，火邪の救逆湯は驚狂し起臥安からざる症である．心臓の負担のかかる症には芍薬を用いない．
　［桂枝・麻黄］が与る発汗の麻黄湯や大青竜湯には芍薬を組まない．
　［猪苓・茯苓］や［沢瀉・朮］の与る利尿剤の五苓散や猪苓湯，沢瀉湯，茯苓沢瀉湯には芍薬は組まない．
　排便性治癒機転を求める［大黄・芒硝］を含む調胃承気湯や桃核承気湯にも芍薬は組まない．

※一口にボタン，シャクヤクといっても，同じくキンポウゲ科に属しながら，その薬能の差は大きい．芍薬はきめ細かに六病位すべての症に，虚実を問わず活躍する．これ恰もシャクヤクの花期も長く花の色，形が控え目である如くである．
　対するボタンの花は大きく色濃く，ドサッと誇るように咲いて花期は短い．薬能もまた少陽，陽明の瘀血の症に瀉剤として顔を見せ，太陰病にその余韻を残すのみである．
　牡丹皮，芍薬はともに血分に働き，調経作用は両者共通であるが，消炎作用は牡

丹皮が優れ，抗痙攣作用は芍薬が優れている．芍薬は補血と鎮静が主体で，牡丹皮は消炎作用が主体である．

※ボタン，シャクヤクは枢要な生薬で，特にシャクヤクの需要は多い．以前，これらを中国にまで輸出したという薬草栽培家の後裔の方々にそのコツは と伺うと，キーワードは'寒帷子（かたびら）''夏布子'だそうで，暑い夏は土をかぶせ，寒い冬は裸にして日光を十分に当てさせることである．

ボタン，シャクヤクの掘り上げ後の苗を求めて植え込み，大量に造った有機質堆肥を畝間にたっぷりと被せ，また剥がし，これを繰り返すこと5年，掘り上げには機械に頼るほどの大量収穫，獲物は色白で少しく芳香さえ放っている．また，牡丹皮にはピカピカと結晶が見える．

〈芍薬〉

[芍薬・甘草] ― 筋緊張を緩める．

　　桂枝湯 ― 身疼痛　　　　　　小青竜湯 ― 欬

　　柴胡桂枝湯 ― 心腹卒中痛　　四逆散 ― 腹中痛

　　桂枝加芍薬湯 ― 腹満　　　　小建中湯 ― 腹中急痛

　　芍薬甘草湯 ― 諸節攣痛　　　烏頭湯 ― 歴節疼痛

　　甘草附子湯 ― 悪寒，攣急，疼痛

　　温経湯 ― 少腹裏急　　　　　桂芍知母湯 ― 諸肢節疼痛

[芍薬・大棗] ― 上迫する血を和す．

　　桂枝湯 ― 上衝　　　　　　　葛根湯 ― 気胸ニ上衝

　　小建中湯 ― 心中悸　　　　　大柴胡湯 ― 心下満痛

　　黄耆桂枝五物湯 ― 血痺

[朮・芍薬] ― 下利，腹痛．

　　真武湯 ― 腹痛，自下利

[葛根・芍薬] ― 自下利

　葛根湯 ― 自下利

[黄芩・芍薬] ― 自下利

　黄芩湯 ― 自下利　　　　　　大柴胡湯 ― 心下急

桃仁

血
血を破り血滞を散らす．

桃の種子．
皮膜が褐色で楕円形のよく肥えた大きく先の尖った仁の白いもの．

血を破り血滞を散らし，
①癥瘕（非移動性の腹中の硬結）　②少腹急結　③陳旧瘀血　④腸癰
⑤肺癰　を治す．

① 桂枝茯苓丸．癥痼妊娠ヲ害ス．（金/妊娠病篇）
　　　［桃仁・牡丹皮］── 蓄血を破り血中の伏熱を瀉して血を和し瘀血を去る．

② 桃核承気湯．熱膀胱ニ結ボレ，其ノ人狂ノ如ク，但ダ少腹急結スル者．
　　　　　　　　　　　　　　　　　　　　　　　　　（傷/太陽病中篇）
　　　［桃仁・大黄］── 蓄血を破り血滞を散らし二便の閉結を通して実証瘀血を治す主薬となす．

③ 抵当湯．狂ヲ発シ，少腹鞕満シテ小便自利ス．（傷/太陽病中篇）
　　　［水蛭・虻虫］── 血の凝結，血塊を溶かし血を走らせ，陳旧瘀血を駆逐して狂，発黄，喜忘等を治す．

　大黄䗪虫丸．五労虚極，羸痩シ，内ニ乾血有リ，肌膚甲錯，両目黯黒ナル者．（金/血痺虚労病篇）
　　　［蟅蟲・乾漆］── 陳旧瘀血を滋潤して和す．

④ 大黄牡丹皮湯．腸癰．　　→ 牡丹皮（p.186）
　　　［桃仁・大黄］

⑤ 葦茎湯．欬シテ微熱有リ，煩満シ，肌膚甲錯ハ肺癰ト為ス．
　　　　　　　　　　　　　　　　　　　　　　（金/肺痿肺癰欬嗽上気病篇）
　　　［桃仁・葦茎］── 胸中の煩熱を治し，瘀血を排し上焦の熱をとる．

＊

※桃仁は実証瘀血に用いられ，比較的作用の強い部類に属し，牡丹皮とともに使用されることが多い．破血作用は牡丹皮と動物生薬の中間に位する．破血袪瘀．

※桃仁は杏仁，麻子仁同様に油脂性の潤下作用があるので普段から下利や軟便の傾向のある者，皮膚に化膿性のおできが出来易い者は要注意．

※牡丹皮の調経作用は芍薬も共通で，月経不順，月経痛，出血，消耗性発熱に応用

される.
　消炎作用は牡丹皮が優れ，抗痙攣作用は芍薬が優れている.
　牡丹皮は消炎涼血が主体で，炎症性腫痛疼痛に応用される．涼血活血化瘀.

※薏苡仁，瓜子は消炎症排膿作用がある．牡丹皮，芍薬のような涼血作用はなく，
　当帰，川芎のような行血作用もない.

※陳旧瘀血には動物生薬が用いられることが多い.
　虻虫（あぶの乾燥品）瘀血を逐う．血塊を溶かす.
　水蛭（ひるの乾燥品）瘀血を逐う．血を走らす.

　虻虫水蛭，ともに血を食う．因て二味倶に破血の薬となる.
　二者倶に能く瘀血を行らし結滞を破り，旧瘀血を逐う品となす，新瘀血は桃仁，牡丹皮を以てして能く之を破るに足りるが瘀血久しき者に至っては盤根錯節であるから草木の能く抜く所ではない．是に於て能く血を吸う所の水蛭を用いて功を奏する．虻虫も同じ.

　蠐螬（かぶと虫やかなぶんぶんの幼虫）悪血，瘀血を除く，眼疾に用いて奇効あり.
　䗪虫（サツマゴキブリの乾燥品）蓄血を逐うが堅を破る力が優っている.
　乾漆（漆液の乾燥したもの）血をめぐらし堅結する積滞を削る.

〈桃仁〉

[桃仁・牡丹皮] ― 瘀血を去る

　　桂枝茯苓丸 ― 癥瘕　　　　大黄牡丹皮湯 ― 腸癰

[桃仁・大黄] ― 実証瘀血を破る主薬

　　桃核承気湯 ― 少腹急結　　大黄牡丹皮湯 ― 腸癰
　　抵当湯 ― 少腹鞕満　　　　大黄䗪虫丸 ― 乾血

[水蛭・虻虫] ― 陳旧瘀血

　　抵当湯 ― 少腹鞕く，小便自利　大黄䗪虫丸 ― 乾血

[蠐螬・乾漆] ― 陳旧瘀血

　　大黄䗪虫丸 ― 陳旧瘀血．虚極羸痩した

[桃仁・葦茎] ― 肺癰の毒血を去る

葦茎湯 ― 肺癰

牡丹皮

血
諸結を散じ伏熱を瀉す．

ボタンの根皮．
外面赤褐色，内面は淡紅色．切断面にペオノールの結晶をみることがある．

血分に走って諸結を散じ血中の伏熱を瀉し，
① 癥痂　② 腸癰　③ 帯下　④ 少腹不仁　を治す．

① 桂枝茯苓丸．癥疾．　　→ 桃仁 (p.183)

② **大黄牡丹皮湯．腸癰ハ，少腫腫痞シ，之ヲ按ズレバ則チ痛ミ，其ノ脈遅緊ノ者ハ，膿未ダ成ラズ，之ヲ下スベシ．**（金/瘡癰腸癰浸淫病篇）
　　　［大黄・牡丹皮］― 腸癰の煩結実熱を払い除き血中の伏熱を瀉して腸癰を治す．

③ 温経湯．帯下．
　　　［牡丹皮・阿膠］― 血中の伏熱を瀉し血分を滋潤して旧血を和し新血を会通して帯下等を治す．

④ 八味丸．少腹不仁．
　　　［牡丹皮・地黄］― 血中の伏熱を瀉し血分を滋潤し，少腹不仁を治す．

　　　　　　　　　　　　　　　＊

※牡丹と芍薬は其性相近く，芍薬は斂を主とし，牡丹は散を主とし，其効に於ては和血と散血の差異がある．芍薬は補血と鎮痛が主体で腹痛，手足拘攣等に応用され，牡丹は消炎涼血が主体で炎症性腫脹疼痛に応用される．
牡丹皮は桂枝と同様に血脈中に走り瘀滞を除く．桂枝と併用すると血行促進効果は一層高まる．桂枝茯苓丸や八味丸の効がそれである．

〈牡丹皮〉

　　［大黄・牡丹皮］― 腸癰

　　　　大黄牡丹皮湯 ― 腸癰

　　［牡丹皮・阿膠］― 帯下

　　　　温経湯 ― 帯下

[地黄・牡丹皮] ― 少腹不仁

八味丸 ― 少腹不仁

地黄

血
血分を滋潤し，血熱を瀉す．

一般に用いられている乾地黄は外皮は灰色で内部紫黒色．味は甘く少しく苦い．若く肥えて大きいもの．

血分を滋潤し血熱を瀉し，
①少腹不仁　②心動悸　③四肢煩熱　④漏下，出血　⑤乾血　⑥貧血
を治す．

① 八味地黄丸．脚気上ッテ少腹ニ入リ不仁ス．（金/中風歴節病篇）
　　　　　　　虚労腰痛，少腹拘急シ，小便不利．（金/血痺虚労病篇）
　　　　　　　短気シ微飲有ルハ，小便ヨリ之ヲ去ルベシ．（金/痰飲欬嗽病篇）
　　　　　　　消渇，小便スルコト反ッテ多シ．（金/消渇小便利淋病篇）
　　　　　　　胞系了戻スルガ故ニ溺スルヲ得ズ．（金/婦人病篇）
　　　［地黄・山茱萸］—— 血熱を瀉し精を固め腰膝を温め，少腹不仁，虚労を治す．
　　　［山茱萸・山薬］—— 精を固め胃気を補い，口乾，疲労を治す．

② 炙甘草湯．脈結代，心動悸．　→ 4 麦門冬 (p.231)
　　　［地黄・阿膠］—— 血熱を瀉し血分を滋潤して，心動悸，脱血を治し，また止血に働く．

③ 三物黄芩湯．四肢煩熱ニ苦シム．（金/婦人病篇）
　　　［地黄・黄芩］—— 血熱を瀉し胃熱をさまし，温熱性の四肢煩熱を治す．

④ 芎帰膠艾湯．漏下，下血，妊娠腹痛．（金/婦人妊娠病篇）
　　　［地黄・阿膠］
　　　［阿膠・艾葉］—— 血分を滋潤し消化管を温めて，出血，漏下を治す．
　　黄土湯．下血，先便後血ハ遠血ナリ．亦吐血，衄血．
　　　　　　　　　　　　　　　　　　（金/驚悸吐衄下血胸満瘀血病篇）
　　　［黄土・地黄］—— 消化管を温めて血分を滋潤して止血する．

⑤ 大黄䗪虫丸．内ニ乾血有リ．
　　　［地黄・黄芩］

⑥ 四物湯．栄衛ヲ調益シ気血ヲ滋養シ貧血ヲ治ス．（和剤局方）
　　　［当帰・地黄］

　　　　　　　　　　　　　＊

※現代人の必需薬．八味地黄丸

　エッ‼　この娘がと思う若い娘さんが八味丸を求める．しょぼくれている若者に親父の八味丸をのませたらシャキッとしたとか．若者と附子．気にかかるのだが，何ら問題なく調子は良いと言う．砂糖漬けの日常の飲食物は明らかに神経麻痺を起こすであろうし，加えて動かさない身体の諸筋肉の退行変性が，言う所の"少腹不仁"の症の発生に拍車をかけていることは事実である．成人，高齢者すべて言わずもがなの世情である．

　八味丸を上手に用いていたならば，病まなくともよい病も多く，また病んだとしても回復のお手伝いになる．八味丸の服用で緑内障の眼圧が下がったり，白血球数が基準値を満たし抗ガン剤を使えるようになったとか．こちらが分からなくなってしまうこともある．

※結合剤なしで八味丸は造れる

　貴重な八味丸を結合剤などを用いずに造るには，要するに原典に示された通りの手法を用いればうまく行くことを最近になって発見した．八種類の生薬をそれぞれに粉末となし混合し，煉蜜（直接加熱せず重湯煎で水分をとばした蜜）を規定通りに加えても粉末状のままである．そこへ熱湯を徐々に注ぎ耳朶状になるまで撹拌するとちょうど丸剤になり易い軟らかさになる．

　この時私が用いる山薬は近くの里山でよくみかける自然薯である．粘着剤の役割をも果たしているのかもしれない．

〈地黄〉

[地黄・山茱萸] ― 少腹不仁

　八味丸 ― 少腹不仁

[山茱萸・山薬] ― 少腹不仁

　八味丸 ― 少腹不仁，虚労

[地黄・阿膠] ― 心動悸

　炙甘草湯 ― 脈結代，心動悸　　　黄土湯 ― 遠血

　芎帰膠艾湯 ― 下血

[地黄・黄芩] ― 四肢煩熱
　　三物黄芩湯 ― 四肢煩熱　　　　黄土湯 ― 遠血
　　大黄䗪虫丸 ― 肌膚甲錯

[黄芩・苦参] ― 四肢煩熱
　　三物黄芩湯 ― 四肢煩熱

[阿膠・艾葉] ― 下血
　　芎帰膠艾湯 ― 下血

[黄土・地黄] ― 止血
　　黄土湯 ― 遠血

人参

血の凝迫を緩め心下の痞鞕を治し，胃の機能を扶ける要薬．また一過性の虚労を治す．

而してその方法に二種あり．一は実証を瀉す竹節人参．一は虚を補う御種人参．

竹節人参

血の凝迫を緩め堅塊を砕き，胃の機能を扶ける．

小柴胡湯．黙々トシテ飲食ヲ欲セズ．　　→ 6 柴胡 (p.251)
　　［人参・黄芩］— 脾胃の血脈を通わせ胃熱をさまし，食欲不振を治す．

半夏瀉心湯．心下痞．　　→ 6 黄連 (p.246)
　　［人参・黄芩］

旋覆代赭石湯．噫気除カズ．　　→ 3 生姜 (p.210)
　　［生姜・人参］— 水の動揺を治め血脈を通わせ，脾胃の虚弱を治す．

黄連湯．腹中痛ミ，嘔吐．　　→ 6 黄連 (p.246)
　　［黄連・人参］— 腹中の血鬱を下降し心下痞鞕を解し，腹痛を治す．

茯苓飲．食スル能ワズ．　　→ 3 茯苓 (p.217)

炙甘草湯．脈結代シ心動悸ス．　　→ 4 麦門冬 (p.231)
　　［麦門冬・人参］
　　［地黄・人参］— 血分を滋潤し血の凝迫を緩め，脈結代，心動悸を治す．

竹葉石膏湯．虚羸，少気．　　→ 6 石膏 (p.254)
　　［麦門冬・人参］

木防已湯．喘満．　　→ 3 防已 (p.201)
　　［防已・人参］

乾姜人参半夏丸．嘔吐止マズ．　　→ 3 半夏 (p.206)
　　［乾姜・人参］

血
血の凝迫を緩め胃の機能を扶ける．

竹節人参はトチバニンジンの根．角質で苦く淡黄色．
御種人参は4, 5年成育したオタネニンジンの根．紡錘形で黄色，潤いがあり太く重く香りがある．

御種人参

陽気を引き起こし血脈を通わせ胃気を扶けて胃腸機能の衰えを治す．

人参湯（理中丸）．中焦ヲ理ス． (傷／太陽病下篇)
　　［朮・人参］— 水気を順通させ胃気を扶けて胃腸機能の衰えを治す．

大建中湯．心胸中大寒痛シ，もくもく．　　→ 4 膠飴 (p.227)
　　［膠飴・人参］— 胃の働きを助け脾胃の血脈を通わせる大補薬で，
　　　　　　　　　激しい腹痛を治す．

附子湯．手足寒エ，身体痛ミ．　　→ 5 附子 (p.238)
　　［附子・人参］— 陽気を救い脾胃の機能を扶け，手足寒，骨節痛を
　　　　　　　　　治す．

四逆加人参湯．脈微ニシテ復タ利ス．　　→ 5 附子 (p.238)
　　［乾姜・人参］

茯苓四逆湯．煩躁．　　→ 5 附子 (p.238)
　　［乾姜・人参］

生脈散．短気シ倦怠シ，口渇シ，汗多ク肺ガ虚シテ欬スル者．(弁惑論)
　　［麦門冬・人参］— 肺を潤し津液を生じて血分を通わせる．

補中益気湯．形神労復シ，飲食節ヲ失シ，虚煩，身熱シテ煩シ，脈洪大ニ
シテ虚．(万病回春)
　　［朮・人参］

十全大補湯．諸虚不足，五労七傷，飲食進マズ．(和剤局方)
　　［朮・人参］

　　　　　　　　　　　　　　　＊

※人参ほど人騒がせな生薬はない．曾て人参は不老長寿の聖薬とされ，虚を補う主薬と云われ，人参までも用いたが死す者は天命であると称して病家の機嫌を伺うこともあったと聞く．この弊害は現在に至るまで続いているやに見える．
人参は脾胃虚する諸虚不足を治すには大効がある．人参を配する薬方証には必ず心下痞鞕の痞がある．この痞鞕を治すに二種あり陽気を引き起こす御種人参と堅塊を砕く竹節人参である．この二種の人参と組む他の生薬の能を考慮に入れて運用するとスムーズな効果を見ることができる．
『傷寒論』では人参を単味で用いることなく，みな諸薬の力を助けているに過ぎない．また危篤に至った者に必ずこれを用いるものでもない．吾が国では江戸中

期以降は，直根人参や竹節人参が用いられ，別名"クマノイ"と呼ばれるのは苦味や薬効が熊胆に似ているからであろう．

竹節人参はサポニンの含有量が高く特にサポニンRoが多いので健胃，解熱，去痰作用に優れている．御種人参は強壮，興奮作用があり，胃の衰弱に伴う新陳代謝機能を亢進させる能がある．ヒゲ人参は数倍のサポニンを含む．

田七人参は御種，竹節とは別種である．作用も反対で血を収斂し，渋血させる．故に止血効果があり，芎帰膠艾湯，黄土湯，温経湯などに併用すると思わぬ効を得ることがある．田七人参は加熱せずに粉末として用いたほうがよい．

〈人参〉

[人参・黄芩] ― 食欲不振

　半夏瀉心湯 ― 食進まず　　　小柴胡湯 ― 飲食ヲ欲セズ

[生姜・人参] ― 脾胃の虚弱

　厚朴生姜半夏甘草人参湯 ― 腹脹満

　小柴胡湯 ― 飲食ヲ欲セズ　　橘皮竹筎湯 ― 噦

　茯苓飲 ― 飲食ヲ欲セズ

[黄連・人参] ― 腹痛

　黄連湯 ― 腹痛

[麦門冬・人参] ― 血の鬱滞を滋潤

　炙甘草湯 ― 脈結代，心動悸　　竹葉石膏湯 ― 少気

　麦門冬湯 ― 欬　　　　　　　　温経湯 ― 唇口乾燥

　生脈散 ― 欬

[地黄・人参] ― 血分を滋潤し血脈を通わせ，脈結代，心動悸を治す

　炙甘草湯 ― 脈結代，心動悸

[大棗・人参] — 胃を滋潤し胃気を扶けて呕吐，噦・逆を治す

  半夏瀉心湯 — 呕   黄連湯 — 呕吐

  炙甘草湯 — 脈結代，心動悸

[乾姜・人参] — 消化管を温め血脈を通わせて心下痞鞕を解し，呕吐，腹痛，下利，煩躁を治す

  半夏瀉心湯 — 呕吐   黄連湯 — 呕吐

  大建中湯 — 腹痛   人参湯 — 下利

  乾姜人参半夏丸 — 呕吐   四逆加人参湯 — 下利

  茯苓四逆湯 — 煩躁

[朮・人参] — 水気を順通させ胃気を扶けて胃腸機能の衰えを治す

  人参湯 — 中焦ヲ利ス   補中益気湯 — 飲食ヲ失シ

  十全大補湯 — 飲食進マズ   附子湯 — 腹痛，悪寒

[五味子・人参] — 欬を治す

  生脈散 — 欬を治す

3 水

　正常ならば貯まるべきでない所に水分が貯まって生理機能の異常を起こす症である．

　場所は胃，腸，心臓，腎臓，目，血管，体液の機能異常など種々である．

　水毒による症状は，

　自覚的には眩暈，頭冒，耳鳴，欬嗽，筋肉の揹搦，呕吐，関節痛，神経痛，口渇，動悸，振せん，腸鳴，下利，便秘，不眠，水鼻，尿の多すぎ少なすぎ，涙，異常な汗などがある．

　多覚的には，浮腫，胃内停水などを認める．

　　　　　　　　黄耆 ── 肌表の水をめぐらす．
　　　　　　　　麻黄 ── 表位に凝結する水を逐う．
　　　　　　　　防已 ── 表位の水を瀉す．
　　　　　　　　杏仁 ── 裏水を下降．
　　　　　　　　栝呂実 ── 凝結した水飲を軟げる．
　　　　　　　　半夏 ── 水飲を通利する．
　　　　　　　　生姜 ── 水気の動揺を和す．
　　　　　　　　朮 ── 湿を集めて小便に通利する
　　　　　　　　沢瀉 ── 外行する水を内に帰せしめる
　　　　　　　　茯苓 ── 逆行する水気を下降
　　　　　　　　猪苓 ── 水気を下降する

黄耆

水
肌表の水をめぐらす．

オオギの根．
外部淡褐色，内部黄色で，ねっとりとして甘く，香気有り，軟らかいもの．

皮膚のしまりをよくして汗を調えて抵抗力をつけ，
① 異常な汗　② しびれ　③ 虚労　④ 痛み　等を治す．

① 桂枝加黄耆湯．黄汗ノ病．（金 / 水気病篇）
　　［桂枝・黄耆］—— 表気を発散し肌表の水を行らし，黄汗，痺閉，久敗瘡を治す．

② 黄耆桂枝五物湯．血痺，外証ハ身体不仁シ，風痺ノ状ノ如シ．
　　［桂枝・黄耆］　　　　　　　　　　　　　（金 / 血痺虚労病篇）

③ 黄耆建中湯．虚労，裏急，諸不足．（金 / 血痺虚労病篇）
　　［桂枝・黄耆］
　　耆帰建中湯．稀膿止マズ，新肉長ゼズ．（華岡青洲）
　　　［当帰・黄耆］—— 養血生血．
　　十全大補湯．諸虚不足，五労七傷．（和剤局方）
　　　［黄耆・人参］—— 表気を実して中を補い補益作用を増強する．

④ 防已黄耆湯．身重ク汗出デ悪風．　　→ 防已 (p.201)
　　［黄耆・朮］—— 汗を調え湿を集めて小便に通じ汗出て倦怠，脱力感のある者を治す．
　　烏頭湯．歴節ヲ病ム．　　→ 5 烏頭 (p.242)
　　　［麻黄・黄耆］—— 表位上部に凝結する水気を和し汗を調え皮膚，骨節に凝結する水気を解し疼痛を治す．

　　　　　　　　　　　＊

※黄耆の効は桂枝に似ているが，桂枝は燥熱，黄耆には滋潤の性がある．この二物は気味相反するが両者合して用いるときは能く肌表に達して蓄水を去り，痺閉を和す．桂枝加黄耆湯，黄耆桂枝五物湯の如きが是である．

※黄耆の表に達して水を利する効は麻黄に似ているが，黄耆の治する水は内で下に在る．麻黄の治するは外で上にある．黄耆の水は汗出，麻黄の水は無汗で，それをその差とする．

※黄耆はその性和緩で滋潤の性があるので，燥熱の品を得るのでなければ，その力を逞しくすることができない．故に桂枝，朮，附子等を配してその効を奏する．

※有機質堆肥の中で育ったうちのキバナオウギはねっとりとして味は甘く，香りさえある．黄耆建中湯，桂枝加黄耆湯，防已黄耆湯……と活躍はすごく，加釣藤鈎・黄耆として動脈硬化症にも用いている．また柴胡桂枝乾姜湯加大量の黄耆の効は見るべきものがある．

難点は二つある．一は堀り上げに苦労することと，一は切断が困難なことである．

〈黄耆〉

[桂枝・黄耆] ― 肌表の水を行らす

  桂枝加黄耆湯 ― 黄汗，痺閉，久敗瘡

  黄耆建中湯 ― 虚労   黄耆桂枝五物湯 ― 血痺，身体不仁

[当帰・黄耆] ― 養血生血

  耆帰建中湯 ― 虚労

[黄耆・人参] ― 補益作用の増強

  十全大補湯 ― 諸虚不足 補中益気湯 ― 飲食を失し

[黄耆・朮] ― 倦怠，脱力感

  防已黄耆湯 ― 身重く汗出

[麻黄・黄耆] ― 水気を解し疼痛を治す

  烏頭湯 ― 疼痛

麻黄

水
表位に凝結する水を逐う．

マオウの茎．
かんで始め渋く，後苦く口中に麻痺感の残るもの．数年経て黄色に変じたものがよい．

上部・表位に凝結した水を逐い，
①桂枝を得て皮表の水を発散し　②石膏を得て上迫する水を下降して喘・腫を治し　③甘草を得て腫，疼痛を治し　④附子を得て寒気，欬を治す

① 葛根湯．汗無ク悪寒．　　→ 4 葛根 (p.225)
　　　［桂枝・麻黄］
麻黄湯．頭痛発熱シ，身疼腰痛，骨節疼痛シ，悪風シ汗無クシテ喘ス．
　　　　　　　　　　　　　　　　　　　　　　(傷/太陽病中篇)
　　　［桂枝・麻黄］
　　　［麻黄・杏仁］—— 上部表位に凝結した水を逐い上焦に迫る裏水を下降し，喘，疼，黄，痹を治す．
大青竜湯．脈浮緊ニ，発熱悪寒シ，身疼痛シ，汗出デズシテ煩躁スル者．
　　　　　　　　　　　　　　　　　　　　　　(傷/太陽病中篇)
　　　［桂枝・麻黄・石膏］—— 表気を発散し上部表位の水気を逐い気をゆるめて汗を峻発する．
　　　［甘草・麻黄］—— 急迫症状を緩和し，上部表位の水気を逐い悪風，腫，喘，疼痛を治す．
小青竜湯．心下ニ水気有リ，乾呕シ，発熱シテ欬．(傷/太陽病中篇)
　　　［桂枝・麻黄］
続命湯．中風痱ニシテ自ラ収ムルコト能ワズ，口言ウ能ワズ，冒昧ニシテ痛ム所ヲ知ラズ，或ハ拘急シ転側スルヲ得ズ．(金/中風歴節病篇)
　　　［桂枝・麻黄・石膏］

② **麻杏甘石湯**．汗出デテ喘シ，大熱無シ．(傷/太陽病中篇)
　　　［麻黄・石膏］—— 表位，上部に迫る水を逐い内熱をさまし，上迫する水気を小便に通じ喘，腫を治す．
越婢湯．風水悪風シ，一身悉ク腫レ，脈浮ニ渇シ自汗出デ大熱無シ．
　　　［麻黄・石膏］　　　　　　　　　　　　(金/水気病篇)
越婢加朮湯．裏水ハ一身面目黄腫シ，其ノ脈沈，小便利セズシテ渇ス．
　　　　　　　　　　　　　　　　　　　　　　(金/水気病篇)
　　　［麻黄・朮］—— 表位，上部に迫る水を逐い小便を通利し，腫，疼痛を治す．

③ 甘草麻黄湯．裏水ハ，一身面目洪腫シ，其ノ脈沈，小便利セズ，故ニ水ヲ病マシム．（金／水気病篇）
　　［甘草・麻黄］— 喘息に用いてその効大．
　麻杏薏甘湯．一身尽ク痛ミ，発熱シ日晡所劇シキ風湿．（金／痙湿暍病）
　　［麻黄・薏苡仁］— 上部，表位の水気を逐い瘀血をめぐらして枯燥した血分を滋潤し，疼痛を治し，また皮膚の異常を治す．

④ 麻黄附子細辛湯．少陰病，始メテ之ヲ得，反ッテ発熱シ脈沈ナル者．
　　　　　　　　　　　　　　　　　　　　　　　　　（傷／少陰病篇）
　　［麻黄・附子］— 上部，表位の水気を逐い，陽気を救い，温めて緩和に発汗して悪寒を去り欬を治す．
　麻黄附子甘草湯．少陰病，之ヲ得テ二三日，裏証無キヲ以テノ故ニ微シク発汗ス．（傷／少陰病篇）
　　［麻黄・附子］
　烏頭湯．歴節ヲ病ム．　　→ 5 烏頭 (p.242)
　　［麻黄・烏頭］

　　　　　　　　　　　　　　＊
※麻黄の達表の力は桂枝，葛根に比べて最も強い．

※麻黄は中枢に対して興奮的に作用するので心疾患のある者や虚弱者には注意して用いねばならない．また陽を発する力が強いので，脱汗，尿閉，胃腸障害，不眠等の者には慎重に用いねばならない．

〈麻黄〉

［麻黄・杏仁］— 喘，疼，黄，痺

　麻黄湯 — 汗無クシテ喘　　　　　大青竜湯 — 喘，煩躁

　小青竜湯 — 欬　　　　　　　　　麻杏甘石湯 — 喘

　麻杏薏甘湯 — 疼痛　　　　　　　麻黄連軺赤小豆湯 — 発黄

　続命湯 — 中風痺

[甘草・麻黄] ― 悪風, 喘, 腫, 疼痛
  小青竜湯 ― 喘   葛根湯 ― 悪風
  麻黄湯 ― 喘   大青竜湯 ― 喘
  甘草麻黄湯 ― 腫, 喘

[麻黄・石膏] ― 尿不利, 渇, 喘, 腫
  麻杏甘石湯 ― 喘   越婢湯 ― 渇, 腫
  越婢加朮湯 ― 腫   越婢加半夏湯 ― 喘

[麻黄・朮] ― 腫, 疼痛
  越婢加朮湯 ― 腫   麻黄加朮湯 ― 身煩疼

[麻黄・薏苡仁] ― 疼痛
  麻杏薏甘湯 ― 疼痛

[麻黄・附子] ― 悪寒, 欬
  麻黄附子細辛湯 ― 悪寒, 欬   麻黄附子甘草湯 ― 悪寒, 喘

防已

水
表位の水を瀉す．

オオツヅラフジの茎，根．茎は皮が粗く黒褐色．切断面は菊花状で紋理あり．内部は褐色．根を漢防已と呼び芋のようで白く，葛根に似ている．切口は黒く味は苦い．

上焦，表位の水気を瀉し，
①汗出て悪風する者　②四肢腫れる者　③心下痞堅して喘満する者
を治す

① **防已黄耆湯．風湿脈浮ニ，汗出デ悪風スル者．**
（金/痙湿暍病篇）（金/水気病篇）

[防已・黄耆] — 表に浮かぶ水気を瀉し表水を行らし，風（発熱），水（身重，自汗）を治す．また腎機能を強化して利尿を促す．

② **防已茯苓湯．四肢腫レ，水気皮膚中ニ有リ，四肢聶聶**（しょうしょう）（木の葉のよそぐさま）**トシテ動ク者．**（金/水気病篇）

[防已・茯苓] — 表位の水気を瀉し逆行する水気を下降して浮腫を治す．

③ **木防已湯．膈間ノ支飲ニシテ喘満シ，心下痞堅，面色黧黒，其ノ脈沈緊ノ者．**（金/痰飲欬嗽病篇）

[防已・人参] — 表位の水気を瀉し胃の堅塊を砕き，心下痞堅を治し，喘満を治す．

[防已・石膏] — 表位の水気を瀉し内熱をさまし，膈間の支飲を除き喘満を治す．

〈防已〉

[防已・黄耆] — 表水を行らす

　　防已黄耆湯 — 汗出て身重　　　防已茯苓湯 — 皮表の浮腫

[防已・茯苓] — 浮腫

　　防已茯苓湯 — 皮表の浮腫　　　木防已去石膏加茯苓芒硝湯 — 浮腫

[**防已・人参**] ― 心下痞堅，喘満

　　木防已湯 ― 喘満

[**防已・石膏**] ― 喘満

　　木防已湯 ― 喘満

杏仁

水
上表に迫る裏水を下降．

アンズの種子．
上端が尖って尾端の丸い心臓形．肥厚して仁の白い大粒のもの．

上表部位に迫る裏水を下降し，
①喘を治し　②胸中に堪えた水を順通せしめて短気，腫を治し
③また津液を滋潤する

① 桂枝加厚朴杏仁湯．微喘．　　→ １厚朴 (p.170)
　　　［厚朴・杏仁］
　麻黄湯．汗無クシテ喘．　　→ 麻黄 (p.198)
　　　［麻黄・杏仁］
　麻杏甘石湯．汗出デテ喘．　　→ 麻黄 (p.198)
　　　［麻黄・杏仁］

② 茯苓杏仁甘草湯．短気．　　→ 茯苓 (p.217)
　　　［茯苓・杏仁］
　苓甘姜味辛夏仁湯．形腫ルル者．　　→ 茯苓 (p.217)
　　　［茯苓・杏仁］

③ 麻子仁丸．小便数，大便則チ堅．　　→ １枳実 (p.173)
　　　［麻子仁・杏仁］

*

※杏仁と桃仁はよく似ている．杏仁は丸みを帯びて皺があり，桃仁は扁平で大きく皮は比較的つるつるしている．杏仁の色はうすく，桃仁は濃い．皮がむけやすいのが桃仁，杏仁は皮がしっかりついている．噛んで油っぽいのが桃仁，杏仁は苦く香りがある．アミグダリンの含有量は杏仁に多く，桃仁の二倍ある．
　杏仁は上部に作用し喘を主り，桃仁は下方に作用して血を去る．

栝呂実

水

心胸中に凝結した水飲を軟らげる．

キカラスウリの果実．その種子は栝呂仁．種子を含む果実全体を用いたほうがより効果がある．

心胸中に凝結した水飲を軟らげ，
①胸背痛，喘，短気　②小結胸　を治す

① **栝呂薤白白酒湯**．喘息，欬唾シ，胸背痛ミ短気ス．（金/胸痺心痛短気病篇）

　　　［栝呂実・薤白］── 水飲の凝結を軟らげ陽気の鬱滞を和通し，心痛，喘を治す．

　　栝呂薤白半夏湯．胸痺，臥スルヲ得ズ，心痛背ニ徹スル者．

（金/胸痺心痛短気病篇）

　　　［栝呂実・半夏］── 水飲の凝結を軟らげ，凝痰をとかし激しい心痛を治す．

　　栝呂薤白桂枝湯．胸痺，心中痞シ，胸満シ，脇下ヨリ心ニ逆搶ス．

（金/胸痺心痛短気病篇）

　　　［栝呂実・桂枝］── 気を破り気の上衝を和し，つきあげる胸痛を治す．

② **小陥胸湯**．小結胸．　→ 半夏 (p.206)

　　　［栝呂実・黄連］── 水飲の凝結を軟らげ胸中の血鬱を下降し，心下の圧痛を治す．

*

※キカラスウリの果実中の種子である栝呂仁は潤燥，滌，痰，腸を滑らかにして便通をつける作用があり，果皮は中焦をくつろがせ気を通じる作用や清熱化痰の能がある．よって栝呂実の効を全うさせるには果実全体を用いるのがよい．論では分量を云わず一箇とあるのはこの意味である．

　栝呂実の滑潤の性がよく胸膈の中の痰沫，垢を洗滌するのは油で物を洗うようなものである．よって結胸，胸痺，欬嗽等の胸中の水毒はこの品でなければ除くことはできない．これ桃仁で瘀血をとかし大黄で流すようなものである．

※ニトログリセリンが応じる虚血性心疾患には栝呂薤白半夏湯がよく効く．しかし原料の入手が困難で煎じるのが面倒なので錠剤，丸剤はいかがなものかと試してみた．

　６月のラッキョを漬け込むときに市場から求めて水洗いして二つ割りにして乾燥しておく．このとき粉末にするとセメントのように固くなって始末に困る．使用時に砕くのがよい．固くなるのが心胸中を温める薤白の性の一面かもしれない．秋になって柿が色づく頃に里に出てキカラスウリを鳥と競って探し求める．カラスウリは赤く小さい果実をつけるから間違うことはない．

年が変って大寒の頃に丸剤を造ってみるとうまく行く．このときに用いる白酒は所謂どぶろくがよい．濁り酒のほうが心を守る栄養，成分に富んでいるように思う．半夏は生姜で煮ないで，そのままが良い．あの強烈な刺戟が反って喘に効くようである．

〈栝呂実〉

[栝呂実・薤白] — 胸痛，喘

　　栝呂薤白白酒湯 — 心痛　　　栝呂薤白半夏湯 — きつい心痛

　　枳実薤白桂枝湯 — 心痛，逆搶

[栝呂実・半夏] — 胸痛

　　栝呂薤白半夏湯 — 心痛

[枳実・桂枝] — つきあげる心痛

　　枳実薤白桂枝湯 — 心に逆搶

[栝呂実・黄連] — 胸痛

　　小陥胸湯 — 心下の圧痛

半夏

水
水飲を通利する．

カラスビシャクの塊茎．粒が大きく円く充実した白いもの．かむと始めは僅かに甘く，後ひどくのどを刺戟して栗のイガをかむ如し．採取後時日を経て古いもの．

心胸部，胃部に在る水飲を通利し，
①咽痛を治し　②上部の燥を潤ほし下部の湿を乾かし　③逆気を下し
④気鬱　⑤喘を治し　⑥留滞する痰飲を除き破り　⑦嘔吐を止め
⑧腹中雷鳴を治し　⑨ぬかるみのような水気を乾かす

① **半夏散及湯．少陰病．咽中痛ム．**（傷/少陰病篇）
　　　　［半夏・甘草］── 粘痰を通利して咽痛を治す．

② **麦門冬湯．咽喉不利．**　→ 4 麦門冬 (p.231)
　　　　［麦門冬・半夏］
　温経湯．唇口乾燥．　→ 2 当帰 (p.176)
　　　　［麦門冬・半夏］

③ **竹葉石膏湯．気逆シテ吐セント欲ス．**　→ 6 石膏 (p.254)
　　　　［石膏・半夏］── 内熱をさまし水飲を通利し，気の上逆を鎮静する．
　釣藤散．肝厥，頭暈ヲ治ス．（本事方）
　　　　［石膏・半夏］

④ **半夏厚朴湯．咽中ニ炙臠有ルガ如シ．**（金/婦人病篇）
　　　　［半夏・厚朴］── 咽中の痰飲を通利し気を下し満を散じ，咽中の内
　　　　　　　　　　　面のむくみをとり咽中塞がり感を治す．

⑤ **越婢加半夏湯．喘シ，目脱スル状ノ如シ．**　→ 麻黄 (p.198)
　　　　［生姜・半夏］── 水の動揺を治め水飲を通利し，呕，嘔吐を治す主
　　　　　　　　　　　薬となし，呕，嘔吐，喘，噫，噦を治す．

⑥ **茯苓飲加半夏．宿水有リ食スル能ワズ．**　→ 茯苓 (p.217)
　　　　［半夏・茯苓］── 水飲を通利し逆行する水を下降し，ぬかるみを乾
　　　　　　　　　　　かす如く停水を除き，呕，眩，悸を治す．
　小陥胸湯．病正ニ心下ニ在リ，之ヲ按ジテ痛ミ，脈浮滑．（傷/太陽病下篇）
　　　　［半夏・栝呂実］
　栝呂薤白半夏湯．胸痺病．　→ 栝呂実 (p.204)
　　　　［半夏・栝呂実］
　利膈湯．膈噎．（名古屋玄医）
　　　　［半夏・梔子］── 水飲を通利し鬱熱を除き，通過障害を治す．

⑦ 小半夏加茯苓湯．卒カニ嘔吐シ，心下痞シ，膈間ニ水有リ，眩悸ス．
　　　［半夏・茯苓］　　　　　　　　　　　　　　　　（金/痰飲欬嗽病篇）
　　葛根加半夏湯．合病，嘔スル者．　→ 4 葛根 (p.225)
　　　［生姜・半夏］
　　黄芩加半夏生姜湯．合病，嘔スル者．　→ 6 黄芩 (p.248)
　　　［生姜・半夏］
　　厚朴生姜半夏甘草人参湯．腹脹満スル者．　→ 1 厚朴 (p.170)
　　　［半夏・厚朴］
　　小柴胡湯．喜嘔．　→ 6 柴胡 (p.251)
　　　［生姜・半夏］
　　大柴胡湯．嘔止マズ．　→ 6 柴胡 (p.251)
　　　［生姜 5・半夏］
　　柴胡加竜骨牡蛎湯．胸満煩驚．　→ 6 柴胡 (p.251)
　　　［生姜・半夏］

　旋覆代赭石湯．心下痞鞕シ，噫気除カズ．（傷/太陽病下篇）
　　　［生姜・半夏］
　　　　［旋覆花・代赭石］── 堅きを軟らげ気を下し水をめぐらし血熱を除
　　　　　　　　　　　　　　き虚逆を鎮め，胃を開き頑固な噫気を治す．
　　小青竜湯．乾嘔．　→ 麻黄 (p.198)
　　　［乾姜・半夏］── 胃部を温めて水飲を通利し，嘔，嘔吐，欬を治す．
　　半夏瀉心湯．嘔シテ腹鳴リ心下痞ス．　→ 6 黄連 (p.246)
　　　［乾姜・半夏］
　　黄連湯．嘔吐．　→ 6 黄連 (p.246)
　　　［乾姜・半夏］

　乾姜人参半夏丸．妊娠嘔吐止マズ．（金/婦人妊娠病篇）
　　　［乾姜・人参］

⑧ 半夏瀉心湯．腹鳴リ．　→ 6 黄連 (p.246)
　　　［半夏・大棗］── 水飲を通利し胃を滋潤して腹中雷鳴を治す．
　　附子粳米湯．腹中雷鳴．　→ 5 附子 (p.238)
　　　［半夏・大棗］

⑨ 赤丸．腹中寒気厥逆．　→ 5 烏頭 (p.242)
　　　［半夏・茯苓］

　　　　　　　　　　　　　　　＊
※漢方入門の頃にハンゲを齧って口中に粟のイガが刺さったように苦しいときヒネ
　ショウガをかんだだけですぐに治ってしまった経験がある．
　薬方中に半夏のある方は生姜があり，生姜が無ければ乾姜がある．

しかし半夏があっても生姜，乾姜を含まない方もある．心痛に効く栝呂薤白半夏湯．小結胸の小陥胸湯には生姜を含まない．咽痛に効く半夏は咽喉付近の苦痛をとるときは生姜を必要としないのかもしれない．

〈半夏〉

[半夏・甘草] ― 咽痛

 半夏散及湯 ― 咽中痛む

[石膏・半夏] ― 上逆を鎮静

 竹葉石膏湯 ― 気逆   釣藤散 ― 肝厥，頭暈

[半夏・厚朴] ― 咽中塞がり感

 半夏厚朴湯 ― 咽中炙臠   厚朴生姜半夏甘草人参湯 ― 腹脹満

[生姜・半夏] ― 呕，呕吐を治す主薬

 葛根加半夏湯 ― 合病，呕   黄芩加半夏生姜湯 ― 合病，呕
 生姜瀉心湯 ― 食臭と乾呕   旋覆代赭石湯 ― 噫気除かず
 半夏厚朴湯 ― 咽中炙臠   小半夏加茯苓湯 ― 卒かに呕吐
 越婢加半夏湯 ― 欬   小柴胡湯 ― 喜呕
 大柴胡湯 ― 呕止まず   温経湯 ― 崩中

[半夏・茯苓] ― ぬかるみを乾かす如く停水を除く

 茯苓飲加半夏 ― 宿水   半夏厚朴湯 ― 咽中炙臠
 赤丸 ― 寒気厥逆

[半夏・梔子] ― 膈噎

 利膈湯 ― 膈噎

[旋覆花・代赭石] — 噫気

  旋覆代赭石湯 — 噫気除かず

[乾姜・半夏] — 温めて呕，呕吐を治す

  小青竜湯 — 乾呕　　　　　　半夏瀉心湯 — 呕

  黄連湯 — 呕吐　　　　　　　苓甘姜味辛夏仁湯 — 支飲

  乾姜人参半夏丸 — 呕吐止まず

[半夏・大棗] — 腹中雷鳴

  半夏瀉心湯 — 腸鳴　　　　　附子粳米湯 — 雷鳴切痛

生姜

水
動揺を和す．

生のヒネショウガの根．肥大して内部白く味苛烈にして辛く，芳香のあるもの．

水気の動揺を和し，
①胃を開き胃に受くるに宜しきとなし　②汗を調和し
③呕家の聖薬にして呕，呕吐，噫，噦を治し　④頭暈　⑤悸　⑥手足厥冷等を治す．

① **桂枝湯．桂枝本解肌ト為ス．**（傷/太陽病上篇）
　　　［生姜・大棗］— 水の動揺を和し胃の働きをのびやかにして，脾胃を養い体力，気力をつける．消化吸収が良ければ薬液の吸収もよくなり薬効の発現は早い．而し発汗の剤の麻黄湯などでは急速に働いては都合が悪いので含まない．

② **桂枝湯．汗出デ悪風ス．**（傷/太陰病上篇）
　　　［桂枝・生姜］— 肌表の気を発散し水気の動揺を和し，軽く発汗を促す．

　黄耆桂枝五物湯．身体不仁．　→ 黄耆 (p.196)
　　　［生姜・黄耆］— 水の動揺を和し表水をめぐらし痺閉を治す．

　炙甘草湯．汗出デテ悶エ．　→ 4 麦門冬 (p.231)
　　　［桂枝・生姜］

　茯苓甘草湯．汗出デ（小便不利），渇セズ．　→ 茯苓 (p.213)
　　　［桂枝・生姜］

③ **小半夏湯．心下ニ支飲有リ．**（金/痰飲欬嗽病篇）
　　　　　諸呕吐，穀下ルヲ得ザル者．（金/呕吐噦下利病篇）
　　　［生姜・半夏］

　小柴胡湯．喜呕．　→ 6 柴胡 (p.251)
　　　［生姜・半夏］

　大柴胡湯．呕止マズ．　→ 6 柴胡 (p.251)
　　　［生姜5・半夏］

　葛根加半夏湯．合病．呕スル者．　→ 4 葛根 (p.225)
　　　［生姜・半夏］

　黄芩加半夏生姜湯．合病呕スル者．　→ 6 黄芩 (p.248)
　　　［生姜・半夏］

　半夏厚朴湯．咽中炙臠．　→ 半夏 (p.206)
　　　［生姜5・半夏］

茯苓飲．心胸中に停痰宿水有リ．　　　→茯苓 (p.217)
　　　[茯苓・生姜]
茯苓沢瀉湯．胃反．吐シテ渇ス．　　　→茯苓 (p.217)
　　　[朮・生姜] —— 内外の湿を小便に通利し水気の動揺を和し，消化
　　　　　　　　　　機能の衰えを和す．
生姜瀉心湯．胃中和セズ，食臭ヲ乾噫．　→6 黄連 (p.246)
　　　[生姜・半夏]
旋覆代赭石湯．心下痞鞕ス，噫気除カズ． (傷/太陽病下篇)
　　　[生姜4・半夏]
　　　[旋覆花・代赭石] —— 堅きを軟らげ血熱の虚逆を鎮め，心下痞鞕を
　　　　　　　　　　　　　解し，頑固な噫気を治す．
橘皮竹筎湯．噦逆．　　　→1 橘皮 (p.171)
　　　[橘皮・竹筎]

④真武湯．頭眩．　　　→5 附子 (p.238)
　　　[生姜・附子] —— 水気の動揺を和し散漏する陽気を救い頭眩を治す．

⑤**茯苓甘草湯．厥シテ心悸ス．** (傷/厥陰病篇)
　　　[茯苓・生姜]

⑥呉茱萸湯．手足厥冷．　　　→5 呉茱萸 (p.234)
　　　[呉茱萸・生姜6]
　当帰四逆加呉茱萸生姜湯．手足厥冷．　　　→2 当帰 (p.176)
　　　[呉茱萸・生姜]

　　　　　　　　　　　　　　　　　　　＊

※原典に生姜と指示してある薬方は60有余あるが，実際には煎じ薬を扱っている医家であっても乾姜を代用して生姜の量の1/5〜1/10を用いているのが現状である．台所に転がっているナマのヒネショウガを用いれば良さそうなのに私には分からない．ナツメと一緒に用いれば味も良く，また胃の消化吸収力が高まり薬液の吸収も良くなると愚考するのだが．
　水気の動揺逆行が激しい胸やけの生姜瀉心湯やめまいの真武湯にエキス剤を用いるとしてもショウガ汁で服用するように教えてあげるのは親切というものではなかろうか．

〈生姜〉

[生姜・大棗] — 胃の機能を強化

　　桂枝湯 — 解肌　　　　　　葛根湯 — 自下利
　　柴胡桂枝湯 — 微嘔　　　　生姜瀉心湯 — 乾噫
　　旋覆代赭石湯 — 噫気除カズ　越婢湯 — 腫
　　小柴胡湯 — 喜嘔　　　　　大柴胡湯 — 嘔止マズ
　　呉茱萸湯 — 吐利

[桂枝・生姜] — 軽く発汗

　　桂枝湯 — 汗出で悪風　　　炙甘草湯 — 汗出デテ悶
　　黄耆桂枝五物湯 — 水気甚だしく表に動く

[旋覆花・代赭石] — 噫気

　　旋覆代赭石湯 — 噫気除カズ

[生姜・附子] — 頭眩

　　真武湯 — 頭眩

[生姜・茯苓] — 悸, 頭眩

　　茯苓甘草湯 — 悸　　　　　茯苓沢瀉湯 — 眩
　　真武湯 — 頭眩　　　　　　半夏厚朴湯 — 眩

朮

水
湿を集めて小便に通利.

蒼朮はホソバオケラの根茎.
外皮は茶褐色,断面は黄白色,苦辛芳烈,肥えて重く膏が多くときに結晶を吹くもの.
白朮はオオバナオケラの根茎.白く軟らかい.

性温の朮は内外の湿を集めて小便に通利し,
①胃の機能を健やかにし　②腫気を清し　③眩暈を治し
④一身骨節の疼痛を治す

① 桂枝去桂加茯苓朮湯．小便利セズ．　　→ 茯苓 (p.217)
　　　［茯苓・朮］
　人参湯（理中丸）．中焦ヲ利ス．　　→ 2 人参 (p.191)
　　　［人参・朮］
　桂枝人参湯．恊熱利．　→ 2 人参 (p.191)
　　　［桂枝・朮］── 下利の水を分別して小便に通じる.
　茯苓飲．心胸間ニ停痰宿水有リ．　　→ 茯苓 (p.217)
　　　［茯苓・朮］
　茯苓沢瀉湯．吐シテ渇ス．　　→ 茯苓 (p.217)
　　　［茯苓・朮］
　真武湯．自下利．　→ 茯苓 (p.217)
　　　［茯苓・朮］

② 五苓散．小便利セズ,消渇．　　→ 茯苓 (p.217)
　　　［茯苓・朮］
　越婢加朮湯．一身面目黄腫．　　→ 麻黄 (p.198)
　　　［麻黄・朮］

③ 苓桂朮甘湯．起テバ則チ頭眩ス．　　→ 茯苓 (p.217)
　　　［茯苓・朮］
　沢瀉湯．心下ニ支飲アリテ冒眩ニ苦シム．（金／痰飲欬嗽病篇）
　　　［沢瀉・朮］──── 内より水を集めて滋潤し水気を順通して支飲を除
　　　　　　　き冒眩を治す.

④ **朮附湯．風虚,頭重眩,苦極,食味ヲ知ラズ．**（金／近効方）
　　　［朮・附子］──── 水気を順通して陽気を救い,脈管を温めて老廃物
　　　　　　　を尿に流して疼痛を治す.また日を経て癒えざる
　　　　　　　者を治す.
　麻黄加朮湯．湿家,身疼痛．　　→ 麻黄 (p.198)
　苓姜朮甘湯．腰以下冷痛シ,重シ．　　→ 5 乾姜 (p.235)
　　　［乾姜・朮］──── 陽気を通わせ尿利を調え,腰冷痛を治す.

甘草附子湯．骨節煩疼シ，攣痛シテ屈伸スルヲ得ズ，汗出デ，短気シ，小便利セズ．（傷/太陽病下篇）
　　　　［朮・附子］
桂枝芍薬知母湯．諸肢筋疼痛，身体尪羸，脚腫レテ脱スルガ如ク，頭眩シ，短気ス．（金/中風歴節病篇）
　　　　［朮・附子］
　　　　［朮・防風］── 湿を除き痛を止める．
防已黄耆湯．風水，身重ク，汗出デ悪風スル者．　→ 防已 (p.201)
　　　　［黄耆・朮］

　　　　　　　　　　　　　　　＊

※私は古方漢方の先達に倣って朮の蒼白を分けずに，白い粉を吹いた古立蒼朮のみを使用している．これ敗醤の花に黄白があるように二朮適用してよい．
　強いて区別すれば蒼朮は全身の駆水作用にすぐれ，白朮は局所の駆水作用にすぐれている．桂枝人参湯，理中丸，真武湯は白朮を用いたほうがよい．

※茯苓は水の逆行を下降するを主とし，朮は内外の水気を順通するを主とする．故に二味相合するときは水気を順通すること朮も速やか剤となる．

〈朮〉

[桂枝・朮] ── 恊熱利

　　桂枝人参湯 ── 恊熱利

[沢瀉・朮] ── 支飲を除く

　　沢瀉湯 ── 冒眩　　　　　　　茯苓沢瀉湯 ── 胃反
　　当帰芍薬散 ── 腹中㽲痛

[朮・附子] ── 疼痛，日を経て癒えず

　　白朮附子湯 ── 大便快利した疼痛
　　甘草附子湯 ── 骨節煩疼　　　附子湯 ── 身体骨節疼痛

[朮・防風] ── 疼痛

　　桂芍知母湯 ── 諸肢節疼痛

沢瀉

水
外行する水気を内に帰せしむ．

サジオモダカの根茎．里芋のような球形で，肥えて重く，外は黄白色，内部白色．古すぎて酸味を帯びたものや淡赤色のものは不可．

外行する水気を内に帰せして小便に通利し，
①消渇　②冒眩　③胃反　④水気除かざる者　を治す

① 五苓散．消渇，小便不利．　　→ 猪苓 (p.221)
　　　　［猪苓・沢瀉］── 水気を下降し，外行する水気を内に帰せしめ，渇を止め小便を利す．
　　猪苓湯．渇シテ水ヲ飲マント欲シ，小便不利．　　→ 猪苓 (p.221)
　　　　［猪苓・沢瀉］

② **沢瀉湯．心下ニ支飲アリテ其人冒眩ニ苦シム．**（金/痰飲欬嗽病篇）
　　　　［沢瀉・朮］── 外行する水気を内に帰せしめ湿を小便に通じて心下の支飲を解して冒眩を治す．

③ 茯苓沢瀉湯．胃反，吐シテ渇ス．　　→ 茯苓 (p.217)
　　　　［茯苓・沢瀉］

④ 当帰芍薬散．腹中諸疾痛．　　→ 2 当帰 (p.176)
　　　　［沢瀉・朮］
　　八味丸．少腹不仁．　→ 2 地黄 (p.188)
　　　　［茯苓・沢瀉］
　　牡蛎沢瀉散．腰ヨリ已下水気有ル者．（傷/易差後労復病篇）
　　　　［牡蛎・沢瀉］── 下部に鬱滞する水気をめぐらし小便を利し，虚腫を治す．

　　　　　　　　　　　　＊

※沢瀉はKを含む数少ない利水の剤で，利水の効は最も優れている．

※沢瀉の水気を通利し，渇を止め，小便を利す効は猪苓と同じであるが，沢瀉は外行する水を上より推降する能はなく，但能く外行する水を引き下げて通じ，乾燥を滋潤する効は猪苓に優る．猪苓は津液を損なう作用があるので，津液不足の者は適さないが，沢瀉はこの限りではない．

※沢瀉の利水作用は茯苓と共通であるが，茯苓には健胃強壮鎮静作用があり，沢瀉は内部の熱をさます能がある．

〈沢瀉〉

［猪苓・沢瀉］ ― 渇を止め小便を利す

　　五苓散 ― 渇, 尿不利　　　　　猪苓湯 ― 渇, 尿不利, 血証

［沢瀉・朮］ ― 心下支飲を解して冒眩を治す

　　沢瀉湯 ― 冒眩

［牡蛎・沢瀉］ ― 虚腫を治す

　　牡蛎沢瀉散 ― 腰より已下の水気

茯苓

水
逆行する水気を下降する．

マツホドの菌体．質が緻密で，噛むと歯に粘りつき，無味．朝鮮から出る北鮮茯苓が良品．

気がからんだ水気の逆行を下降し，
①小便を通利し　②胃中に水を行らし　③煩悸　④眩　⑤癥瘕
⑥腹中疼痛　⑦寒気　⑧煩躁　を治す．

① 桂枝去桂加茯苓朮湯．仍ホ頭項強バリ痛ミ，翕翕トシテ発熱シ，汗無ク，心下満チ微痛シ，小便利セズ．（傷／太陽病上篇）
　　　［茯苓・朮］—— 逆行する水気を下降し水道を利し，水気を順通すること最も速やかな剤となし，発熱，眩暈，尿の不利，自利，胃内停水，胃反等を治す．
　真武湯．此レ水気有リト為ス．　→5 附子 (p.238)
　　　［茯苓・朮］
　八味丸．尿利の異常．　→2 地黄 (p.188)
　　　［茯苓・沢瀉］

② 五苓散．小便利セズ，微熱，消渇．　→ 猪苓 (p.221)
　　　［茯苓・朮］
　猪苓湯．渇シテ水ヲ飲マント欲ス．　→ 猪苓 (p.221)
　　　［猪苓・茯苓］
　茯苓飲．心胸中ニ停痰宿水有リ，自ラ水ヲ吐出シ，後心胸間ニ虚気満チ，食スル能ワズ．（金／痰飲欬嗽病篇附方）
　　　［茯苓・生姜］
　茯苓沢瀉湯．胃反，吐シテ渇シ，水ヲ飲マント欲ス．（金／嘔吐噦下利病篇）
　　　［茯苓・沢瀉］—— 水の逆行を下降し水を集めて滋潤して吐して渇する者を治す．

③ **苓桂甘棗湯．臍下悸シ，奔豚ト作ラント欲ス．**（金／奔豚気病篇）
　　　［桂枝・茯苓］
　茯苓甘草湯．汗出デテ渇セザル者．（傷／太陽病中篇）
　　　　　　厥シテ心下悸スル者．（傷／厥陰病篇）
　　　［茯苓・甘草］—— 上迫する水気を下降し切迫症状を緩和し心悸亢進を治す．
　茯苓杏仁甘草湯．胸痺，胸中気塞ガリ，短気スル者．（金／胸痺心痛短気病篇）
　　　［茯苓・杏仁］—— 水の逆行を下降し胸中に堪え溢れる水を除いて短気を治す．

柴胡加竜骨牡蛎湯．胸満煩驚．　　→ 6 柴胡 (p.251)
　　　［桂枝・茯苓］
半夏厚朴湯．咽中炙臠．　→ 半夏 (p.206)
　　　［半夏・茯苓］

酸棗湯．虚労，虚煩眠ルコトヲ得ズ．（金 / 血痺虚労病篇）
　　　［酸棗仁・茯苓］— 血気を下行し，逆行する水気を下降し，虚煩を
　　　　　　　　　　　救い不眠を治す．
　　　［川芎・茯苓］— 血気のとどこおりをめぐらし，水気の逆行を下降
　　　　　　　　　　し，不眠を治す．

④ 小半夏加茯苓湯．眩悸スル者．　　→ 生姜 (p.210)
　　　［生姜・茯苓］
苓桂朮甘湯．心下逆満シ，気胸ニ上衝シ，起テバ則チ頭眩ス．
　　　　　　　　　　　　　　　　（傷 / 太陽病中篇）　→ 半夏 (p.206)
　　　［桂枝・茯苓］
真武湯．頭眩．　→ 5 附子 (p.238)
　　　［附子・茯苓］

⑤ 桂枝茯苓丸．癥疾．　→ 2 桃仁 (p.183)
　　　［桂枝・茯苓］

⑥ 当帰芍薬散．腹中疠痛．　→ 2 当帰 (p.176)
　　　［茯苓・朮］

⑦ 苓姜朮甘湯．腰以下冷痛．　→ 5 乾姜 (p.235)
　　　［茯苓・朮］
附子湯．手足寒エ．　→ 5 附子 (p.238)
　　　［附子・茯苓］
赤丸．腹中寒気厥逆．　→ 5 烏頭 (p.242)
　　　［茯苓・半夏］

⑧ **茯苓四逆湯．病仍ホ解セズ煩躁スル者．**（傷 / 太陽病中篇）
　　　［茯苓・乾姜］— 水気の逆行を和し陽気を通わせ，水気の運行を調
　　　　　　　　　　え煩躁を治す．

　　　　　　　　　　　　　＊
※茯苓無くしては漢方治療は成りたたない，代りに替える物もない．よって老松の
　根元に結ぶ菌核に茯霊の尊称を奉っても余光仍ほ余りある．
　湿を悪む胃の水穀の海をクリアしたければ半夏と組ませた茯苓の能を見るがよ

い．半夏瀉心湯加茯苓，茯苓飲加半夏，苓甘姜味辛夏仁湯症などがそれである．汗止まざる者には茯苓を用いて水を泄するがよい．

心下に動悸を打つものは加茯苓がよい．その悸が上衝すれば更に呉茱萸を加えて加呉茯湯となすがよい．

※茯苓は水の上行動躍を和す最も速やかなり．汗止まざるときは茯苓を用うべし．

〈茯苓〉

[茯苓・朮] ― 水気を順通する最も速やかな剤

　　桂枝去桂加茯苓朮湯 ― 小便不利

　　苓桂朮甘湯 ― 起テバ頭眩　　　　五苓散 ― 小便不利

　　茯苓飲 ― 停痰宿水　　　　　　　苓姜朮甘湯 ― 小便自利

　　当帰芍薬散 ― 腹中疼痛　　　　　真武湯 ― 頭眩

[茯苓・沢瀉] ― 渇して尿不利

　　茯苓沢瀉散 ― 胃反　　　　　　　当帰芍薬散 ― 腹中疼痛

　　八味丸 ― 小便不利

[茯苓・甘草] ― 心悸亢進

　　茯苓甘草湯 ― 悸　　　　　　　　茯苓杏仁甘草湯 ― 短気

　　茯苓四逆湯 ― 煩躁

[茯苓・杏仁] ― 短気

　　茯苓杏仁甘草湯 ― 短気　　　　　苓甘姜味辛夏仁湯 ― 欬

[酸棗仁・茯苓] ― 不眠

　　酸棗湯 ― 虚煩眠ルヲ得ズ

[川芎・茯苓] ― 不眠

[茯苓・乾姜] ― 煩躁

　　茯苓四逆湯 ― 煩躁　　　　　苓姜朮甘湯 ― 腹中冷えて重く

[附子・茯苓] ― 陽気不順

　　八味丸 ― 陽気不順　　　　　真武湯 ― 汗出て脱し自下利して脱し

　　附子湯 ― 陽気収縮し水気寒凝

猪苓

水気
水気を下降する.

チョレイマイタケの菌体.
外面黒く内面白く，よくしまり肥ったもの.

水気を下降し，渇を止め，水道を利す．その効は茯苓に似て滋潤の能なし．

五苓散．脈浮，小便利セズ，微熱，消渇．（傷/太陽病中篇）
　　　　水逆ヲ発スル．（傷/太陽病中篇）
　　　［猪苓・茯苓］— 飲む所の水を胃中に推降し逆行する水気を下降して渇して小便不利する者を治す．

猪苓湯．脈浮ニ発熱シ，渇シテ水ヲ飲マント欲シ，小便不利．（傷/陽明病篇）
　　　［猪苓・茯苓］

〈猪苓〉

[猪苓・茯苓] — 渇，小便不利

五苓散 — 小便不利，渇　　　　猪苓湯 — 発熱，小便不利，渇

4 滋潤

- **阿膠** —— 血液を滋潤．
- **葛根** —— 項背に滞る血を滋潤．
- **膠飴** —— 胃の機能を和潤．
- **大棗** —— 脾胃を養う．
- **麦門冬** — 肺を滋潤

阿膠

滋潤

血液．

動物の皮より造った膠．琥珀色で透明，夏でも軟化しないもの．

血液を滋潤して血を流行せしめ，地黄とともに血分の要薬となし，
①血燥　②煩　③悸　④出血　等を治す．

① 猪苓湯．渇シテ水ヲ飲マント欲シ，小便不利．　→ 3 猪苓 (p.221)
　　　［阿膠・滑石］— 血燥を潤ほし，湿熱を除き尿の逼迫症状を解して
　　　　　　　　　　小便の淋瀝を通じて渇を止める．

② 黄連阿膠湯．心中煩．　→ 6 黄連 (p.246)
　　　［黄連 4・阿膠］

③ 炙甘草湯．脈結代心動悸ス．　→ 麦門冬 (p.231)
　　　［地黄・阿膠］

④ 芎帰膠艾湯．漏下，下血．　→ 2 地黄 (p.188)
　　　［地黄・阿膠］
　　黄土湯．下血．　→ 2 地黄 (p.188)
　　　［地黄・阿膠］
　　温経湯．崩中．　→ 2 当帰 (p.176)
　　　［牡丹皮・阿膠］

〈阿膠〉

［阿膠・滑石］— 小便の淋瀝を通じ渇を止める

　猪苓湯 — 渇，小便不利，血燥

葛根

滋潤
項背に滞る血.

クズの根.
偽品なし.

項背に滞る血を滋潤して項背強を治し,
① 悪風　② 下利,嘔吐　を治す.

① 桂枝加葛根湯. 項背強バルコト几几,汗出デ悪風ス.（傷/太陽病上篇）
　　　　［桂枝・葛根］── 表気を発散し,項背強を解し,悪風を治す.

　葛根湯. 項背強バルコト几几,汗無ク悪風ス.（傷/太陽病中篇）
　　　　［桂枝・葛根］

② 葛根湯. 太陽ト陽明トノ合病,自下利ス.（傷/太陽病中篇）
　　　　［葛根・芍薬］── 血分を和し自下利を治す.

　葛根加半夏湯. 太陽ト陽明ノ合病,自下利ス. 但嘔スル者.（傷/太陽病中篇）
　　　　［生姜・半夏］

　葛根黄連黄芩湯. 利遂ニ止マズ,脈促ニ,喘シテ汗出ヅ.（傷/太陽病中篇）
　　　　［葛根・黄芩］── 心胸上下の血気を和し,みずおちが痞え,項背が
　　　　　　　　　　　　凝る下利を治す.

*

※ 桂枝加葛根湯と葛根湯は,汗の有無によって虚実が分かれる. 桂枝加朮附湯など桂枝湯の加味方を用いる場合にその証がいくらかでも実証に傾いておれば桂枝加葛根加○○湯として用いればより効果的である. また太陽と少陽の兼病である柴胡桂枝湯証で,頭項強痛があれば,小柴胡湯合桂枝加葛根湯として用いれば効果の発現は早い.

※ 少陽以下厥陰に至るまで葛根に繋ぎたる方はないが,血分に預る芍薬,川芎,当帰,人参を含む薬方には葛根を加味して用いてもよい. 腹痛し往来寒熱する奔豚の証に用いる奔豚湯は当帰,川芎,芍薬,半夏……等の血分の迫りを治す方に生葛根五両を含んでいる.

※ 皮表に無名の腫毒のある痘瘡,麻疹,疥癬の類は表の瘀血を和す葛根の繋がる症が多い.

※ 桂枝,麻黄,葛根は均しく解肌達表の薬であるが,桂枝は病的な汗を,健康な汗に代え,麻黄は汗を発する力が強く,葛根は滋潤の能を有している.
　葛根の性は軽清で体は厚重,肌を解する働きの外に裏を和す能もある. 故に剛痙及び二陽の合病,汗ある場合,汗なき場合,下利するも下利せざるも通じて用いることができる.

※昆台先生は,一婦人が一身痿躄し手足拘急する者を治するに生葛根を煎じて入浴せしむること凡そ十日ばかり,その症頓に癒ゆとある.クズの根は容易に掘れるので是非試してみたいものである.

〈葛根〉

[桂枝・葛根] ― 項背強

 桂枝加葛根湯 ― 汗のある項背強

 葛根湯 ― 汗無き項背強

[葛根・芍薬] ― 血分を和し自下利を治す

 葛根湯 ― 合病,自下利

[葛根・黄芩] ― 心胸上下の血分を和す

 葛根黄連黄芩湯 ― 脈促,下利 奔豚湯 ― 奔豚

膠飴

滋潤
胃の機能を和潤.

もち米を麦芽で糖化した飴.
湿軟で琥珀色. 心地よい甘味がある.

胃の機能を和潤して,
①腹中痛, 心中悸, 虚労　②腸がもくもくと動く者を治す.

① **小建中湯**. 腹中急痛. （傷/太陽病中篇）
　　　　　　心中悸シテ煩. （傷/太陽病中篇）
　　　　　　夢ニ失精シ, 四肢痠痛シ, 手足煩熱シ, 嘔乾キ口燥ク.
　　　　　　　　　　　　　　　　　　　　　　　（傷/太陽病中篇）
　　　　　　黄, 小便自利. （金/黄疸病篇）
　　　　［膠飴・芍薬］— 胃の機能を和潤し筋中の血行をよくして腹中痛, 虚労等を治す.

② **大建中湯**. 心胸中大寒痛シ, 嘔シテ飲食スル能ハズ, 腹中寒エ, 皮起リ出デ見レ……. （金/腹満寒疝宿食病篇）
　　　　［膠飴・人参］— 胃の機能を和潤し脾胃の血脈を通わせ, 激しい腹痛, もくもくを治す.

　　　　　　　　　　　　　　　　＊

※膠飴の薬能は甘草, 蜜に類するが, 腹中の凝血を和潤する力は遥かに優れている.

※糯米（もちごめ）を麦芽で糖化した飴は最上の膠飴として建中湯類の中で働く. 多めに用いるがよい. ジャガイモやトウモロコシ澱粉を糖化しても飴にはなるが薬能としては充分でない.
　粳米（うるちごめ）を糖化しても飴にはなるが色, 香り, 味は太閤殿下に褒められるにはほど遠い. 餅, 赤飯, 菓子などを作るときに用いるもち米を充分に精白して, 時間をかけて糖化したものでなければならない.
　粳米（うるちごめ）は白虎湯, 麦門冬湯, 竹葉石膏湯などに用いられ, 精白せず玄米のまま用い, 食物として, 津液を生ずる意味で糯米とは目的を異にする.

※膠飴の作り方を略記すると, 精白したもち米 15kg をふかして微温湯に入れ, それに上質の麦芽 1.5 升を合わせて, 人肌の温度で約 48 時間放置すると充分に糖化する. 糖化した液体を布漉しして, ほぼ二昼夜かけて丹念に煮つめる.
　完成した膠飴は文字通りアメ色で, 香りよく味は心地よい甘さで, かびることもない.

〈膠飴〉

[膠飴・芍薬] — 腹痛, 虚労

　　小建中湯 — 腹中急痛, 心中悸, 虚労, 黄

[膠飴・人参] — 腹痛, もくもく

　　大建中湯 — 心胸中大寒痛, 呕して不食, もくもく

大棗

滋潤
脾胃を養う．

ナツメの果実．
種子が小さく，外面赤色，内部黄白色で甘味の強いもの．

脾胃を養い滋潤して血分の動揺を鎮め，
①上衝する血を和して下降し　②甚だしい血の動揺を治め　③脾胃を養う

① 桂枝湯．其ノ気上衝スル者．　　→ 1 桂枝 (p.164)
　　　［芍薬・大棗］
　葛根湯．気胸ニ上衝．　→ 葛根 (p.225)
　　　［芍薬・大棗］
　黄耆桂枝五物湯．身体不仁．　→ 3 黄耆 (p.196)
　　　［芍薬・大棗］
　小建中湯．腹中急痛．　→ 膠飴 (p.227)
　　　［芍薬・大棗］

② 桂枝去芍薬湯．脈促，胸満．　　→ 1 桂枝 (p.164)
　　　［甘草・大棗］— 切迫症状を緩和し，脾胃を養い血分を滋潤して血気を下降し，血の動迫を下降し，胸満，ヒステリー，奔豚，噦等を治す．
　苓桂甘棗湯．　→ 3 茯苓 (p.217)
　　　［甘草・大棗 15 枚］
　半夏瀉心湯．呕シテ腹鳴リ心下痞ス．　→ 6 黄連 (p.246)
　　　［人参・大棗］
　橘皮竹筎湯．噦逆ノ者．　→ 1 橘皮 (p.171)
　　　［甘草・大棗 30 枚］
　甘麦大棗湯．蔵躁、喜 悲傷シテ哭セント欲シ，喜欠伸ス．（金/婦人雑病篇）
　　　［小麦・大棗］— 脾胃を養い血のめぐりをのびやかにして興奮状態を鎮める．
　当帰四逆湯．手足厥寒．　→ 2 当帰 (p.176)
　　　［当帰・大棗 25 枚］— 血を和し寒を散じ脾胃を養い，表寒を温散する．
　炙甘草湯．脈結シ，心動悸．　→ 麦門冬 (p.231)
　　　［大棗・甘草］
　附子粳米湯．腹中ノ寒気，雷鳴切痛．　→ 5 附子 (p.238)
　　　［大棗・甘草］

③ 桂枝湯．解肌．　→ 1 桂枝 (p.164)
　　　［生姜・大棗］

呉茱萸湯．吐利，手足厥冷．　　　→5 呉茱萸 (p.234)
　　　　　［生姜・大棗］

　　　　　　　　　　　　　＊

※大棗は甘草と相反して血分にかかる．甘草は気分．

※大棗の功は少陽以上太陽に在って，その血が上迫するのを下降する．故に承気湯
　類には大棗無し．
　また自発の陰証は気血が内に縮む．故に大棗を繋ぐ方なし．
　厥陰に至っても亦然り．但外部より来る所の陰証は全く大棗の繋がる所無きにし
　も非ず．

〈大棗〉

［甘草・大棗］― 血の動迫を下降
　　半夏瀉心湯 ― 嘔　　　　　　旋覆代赭石湯 ― 噫気除カズ
　　黄連湯 ― 腹痛，嘔吐　　　　黄芩湯 ― 嘔
　　甘麦大棗湯 ― 蔵躁　　　　　苓桂甘棗湯 ― 奔豚
　　当帰四逆湯 ― 表寒　　　　　炙甘草湯 ― 心動悸
　　橘皮竹筎湯 ― 噦逆　　　　　附子粳米湯 ― 腹中雷鳴切痛
　　呉茱萸湯 ― 吐利

麦門冬

滋潤
肺を滋潤.

淡黄色で質の柔潤な,脂液多く重いもの.
皺のよったものや軟らかいものは不可.

清解滋潤の効有兼ねて肺を潤し,
① 燥を滋潤し　② 津液を生じ　③ 気を清涼にして下降する

① **麦門冬湯**．大逆上気シ，咽喉不利．（金 / 肺痿肺癰欬嗽上気病篇）
　　　　［麦門冬・半夏］── 肺を潤し咽喉を利し，上気して欬する者を治す．
　　　　　　　　　　　　 また唇口乾燥．

　温経湯．唇口乾燥，帯下．　→ 2 当帰 (p.176)
　　　　［麦門冬・半夏］

② **炙甘草湯**．脈結代シ，心動悸ス．（傷 / 太陽病下篇）
　　　　虚労不足，汗出デ悶エ，脈結シ，悸シ，行動常ノ如シ．
　　　　　　　　　　　　　　　　　　　　（金 / 血痺虚労病篇附方）
　　　　［麦門冬・人参］── 肺を潤ほし津液を生じて血分を通わせ，血の鬱
　　　　　　　　　　　　　滞を清解滋潤して，心動悸，少気等を治す．

　生脈散．短気シ，倦怠シ，汗多ク肺ガ虚シテ欬スル者．（弁惑論）
　　　　［麦門冬・五味子］── 肺を潤し津液を生じて乾燥を潤し，肺気消耗
　　　　　　　　　　　　　　による欬嗽を治す．

③ **竹葉石膏湯**．虚羸，少気．　→ 6 石膏 (p.254)
　　　　［麦門冬・人参］

〈麦門冬〉

［麦門冬・半夏］ ── 肺を潤し咽喉を利す

　　麦門冬湯 ── 大逆上気　　　　竹葉石膏湯 ── 虚羸少気

　　温経湯 ── 唇口乾燥，崩中

［麦門冬・人参］ ── 血分を通わせて滋潤する

　　炙甘草湯 ── 脈結代，心動悸　　竹葉石膏湯 ── 虚羸少気

　　麦門冬湯 ── 大逆上気　　　　　温経湯 ── 唇口乾燥

[**麦門冬・五味子**] ── 潤して欬を治す

　　生脈散 ── 欬

[**五味子・人参**] ── 益気生津

　　生脈散 ── 消耗した欬嗽

5 温める

呉茱萸 ── 脾胃を温めて気と水を温散下降する．

乾姜 ── 消化管を温める．

附子 ── 虚寒証を温める．

烏頭 ── 一身の寒堅凍凝を和して温める．

細辛 ── 陳寒を温める．

呉茱萸

温める
脾胃.

ゴシュユの果実.
粒の小さい, 黒色を呈し,
辛味のつよく苦いもの.

脾胃を温めて気と水を温散下降し, 寒を散じて,
①手足厥冷, 頭痛等を治し　②久寒を温めて手足厥寒, 少腹寒エを治す

① 呉茱萸湯. 吐利シ, 手足厥冷シ, 煩躁シ, 死セント欲ス. （傷/少陰病篇）
　　　　　　乾嘔シテ涎沫ヲ吐シ, 頭痛ス. （傷/厥陰病篇）
　　　［呉茱萸・生姜 6］ ― 胃の気と水を温散下降し水の動揺を和し, 手
　　　　　　　　　　　　　足厥冷を解し, 頭痛, 吐利等で煩躁する者.

② 当帰四逆加呉茱萸生姜湯. 内ニ久寒アル者. （傷/厥陰病篇）
　　　　［呉茱萸・生姜］
　　温経湯. 少腹寒エ久シク受胎セズ.　→ 2 当帰 (p.176)
　　　　［呉茱萸・生姜］

〈呉茱萸〉

　　［呉茱萸・生姜］― 手足厥冷

　　当帰四逆加呉茱萸生姜湯 ― 手足厥寒

　　呉茱萸 ― 手足厥冷し, 頭痛, 吐利

　　温経湯 ― 少腹寒

乾姜

温める
消化管．

生姜を曝乾したもの．肥えて外面灰白色．香りよく極めて辛いもの．

消化管を温めて上迫する水毒を温散し，沈衰した新陳代謝機能をふるい立たせて陽気を通わせ，

①喘欬　②厥冷　③嘔吐，下利　④煩躁を治す．

① 小青竜湯．欬，心下ニ水気有り．　　→3 麻黄 (p.198)
　　　　[甘草・乾姜]
　　苓甘姜味辛夏仁湯．前方にて発汗不可の虚の者．　　→3 茯苓 (p.217)

② **甘草乾姜湯．厥シ，咽中乾キ，煩躁吐逆スル者．**（傷/太陽病上篇）
　　　　　　　　　　　　　　　　　　　　　（金/肺痿肺癰欬嗽上気病篇）
　　　　[甘草・乾姜] ── 切迫症状を緩和し陽気を通わせて肺中冷を治し，煩躁，心煩，胃内停水，嘔，嘔吐，喘欬，心下の痞，痞鞕，腹痛，頻尿，涎沫，悪寒，四肢厥冷を治す．
　　四逆湯．厥逆シテ悪寒．　　→附子 (p.238)
　　　　[乾姜・附子]
　　通脈四逆湯．手足厥逆，裏寒外熱．　　→附子 (p.238)
　　　　[乾姜3・附子]
　　柴胡桂枝乾姜湯．小便不利．　　→6 柴胡 (p.251)
　　　　[甘草・乾姜]
　　苓姜朮甘湯．小便自利シ，腰以下冷痛シ，腰重シ．（金/五臓風寒積聚病篇）
　　　　[乾姜・朮] ── 陽気を通わせて尿利を調え，小便自利，腰以下の冷痛，腰重を治す．

③ 半夏瀉心湯．嘔シテ腹鳴リ心下痞ス．　　→6 黄連 (p.246)
　　　　[乾姜・半夏]
　　黄連湯．腹中痛ミ，嘔吐セント欲ス．　　→6 黄連 (p.246)
　　　　[乾姜・半夏]
　　乾姜人参半夏丸．嘔吐止マズ．　　→3 半夏 (p.206)
　　人参湯．中焦ヲ理ス．　　→2 人参 (p.191)
　　　　[人参・朮]

④ **乾姜附子湯．昼日ハ煩躁シテ眠ルコトヲ得ズ，夜ハ而チ安静……脈微ニ，身ニ大熱無者．**（傷/太陽病中篇）
　　　　[乾姜・附子] ── 裏の寒を温め陽気を救い，裏寒を救う主薬となし，煩躁，下利，厥逆を治す．

茯苓四逆湯．病仍ホ解セズ煩躁．　　　→ 附子 (p.238)
　　　　　［茯苓・乾姜］

＊

※生姜（ナマのヒネショウガ）は胃を温めて嘔を止め，また発散作用に優れており，乾姜（生姜を乾燥したもの．局方で言う生姜）は発散作用は弱いが消化管を温めて陽気を通わせて新陳代謝作用をふるい立たせる作用及び肺を温めて水毒を除く作用は優れている．炮姜（生姜を蒸して澱粉を固化させながら揮発成分をとばした後乾燥した物．傷寒論では用いない）は発散作用は全くなく，胃腸を強く温めて下痢や出血を止める作用に優れている．
　生姜は守りて走らず，乾姜はよく走りよく守り，炮姜は守りて走らず．

※附子と乾姜はともに大熱薬で新陳代謝機能を振興し水毒を駆逐する作用は同じであるが，附子は下痢，厥冷等の水毒下降するを治す能があり，上迫症状に応じることは少ない．乾姜は水毒が上迫する欬嗽，嘔吐，眩暈，煩躁等の症を治す．附子は水毒を下降するのが主．乾姜は水毒の上迫を治するのが主で，下降を治す効は客である．これが二薬の別である．

※乾姜は白色で極めて辛いが，甘味があり香り豊かな雲南生姜が良品とされ，この生姜を粉末としたジンジャ末を食卓に供させると大変に評判が良い．それもその筈，浴びるほど砂糖を口にしている現代人は温める乾姜を生理的に欲しているのである．砂糖は一時的なカロリーを生じるが体を冷やす食品である．甘い砂糖と辛いジンジャが胃袋の中で合わさって甘草乾姜湯ができあがっているのかもしれない．

〈乾姜〉

［甘草・乾姜］— 肺中冷

　　小青竜湯 — 欬　　　　　　　苓甘姜味辛夏仁湯 — 形腫ルル

　　柴胡桂枝乾姜湯 — 小便不利　　半夏瀉心湯 — 心下痞

　　黄連湯 — 腹痛，嘔吐　　　　　苓姜朮甘湯 — 腰冷痛，小便自利

　　人参湯 — 利止マズ　　　　　　四逆湯 — 厥逆

　　甘草乾姜湯 — 肺中冷

[乾姜・朮] ― 尿利を調える

 苓姜朮甘湯 ― 腰冷痛, 小便自利

 人参湯 ― 下利, 小便自利

[乾姜・附子] ― 裏寒を救う主薬

 乾姜附子湯 ― 煩躁   白通湯 ― 下利

 四逆湯 ― 厥逆   茯苓四逆湯 ― 煩躁

附 子

温める

虚寒．

トリカブトの根．
アメ色でパリパリとして
固く，やや苦く，噛むと
少しくしびれさせ，口中
に熱感が広がる．

虚寒を温め，陽気を救う要薬となし，
①寒を救い虚を補い　②厥冷を治し　③疼痛を散じ　④腹痛，下利を治し
⑤煩躁を治し　⑥寒邪を温めて排出する

① **桂枝加附子湯．** 発汗シ，遂ニ漏レテ止マズ，其人悪風シ，小便難ニ，四肢微急シ，以テ屈伸シ難キ者．（傷/太陽病上篇）
　　　　　［桂枝・附子］— 表気を発散し陽気を救い悪寒を治す．大量の桂枝は附子を得て疼痛を治す．
芍薬甘草附子湯．病解セズ悪寒ス．　→2芍薬（p.179）
　　　　　［甘草・附子］— 急迫症状を緩和し，虚寒を温め，悪寒を治す．
麻黄附子細辛湯．反ッテ発熱シ，脈沈．　→3麻黄（p.198）
麻黄附子甘草湯．少陰病．本方にて微しく発汗する．　→3麻黄（p.198）
真武湯． 仍ホ発熱シ，心下悸シ，頭眩ス．（傷/太陽病中篇）
　　　　　［附子・茯苓］— 寒凝した水気をほぐし逆行する水気を下降し，陽気不順をめぐらし，虚熱，寒冷，頭眩を治す．
八味丸．少腹不仁．　→2地黄（p.188）
　　　　　［桂枝・附子］

② **四逆湯．** 吐利シテ汗出デ，発熱悪寒シ，四肢拘急シ，手足厥冷スル者．
　　　　　［乾姜・附子］　　　　　　　　　　　　（傷/霍乱病篇）
通脈四逆湯．下利清穀，裏寒外熱，手足厥逆シ，脈微ニシテ絶セント欲シ……．（傷/少陰病篇）
　　　　　［乾姜3・附子］

③ **桂枝附子湯．** 風温相搏リ，身体疼煩シ，自ラ転側スルコト能ハズ，脈虚ニシテ濇．（傷/太陽病下篇）
　　　　　［桂枝・附子］
甘草附子湯．風湿相搏リ，骨節煩疼シ，屈伸スルコトヲ得ズ……，汗出デ，短気シ，小便利セズ，悪風シテ衣ヲ去ルヲ欲セズ．（傷/太陽病下篇）
　　　　　［朮・附子］
桂枝芍薬知母湯．諸肢筋疼痛，身体尫羸，脚腫レテ脱スルガ如ク，頭眩，短気シ，温温トシテ吐セント欲ス．（金/中風歴節病篇）
　　　　　［桂枝・知母］— 表を解し清熱し滋潤して渇を止め疼痛を治す．
附子湯．少陰病，身体痛ミ，手足寒エ，骨節痛ム．（傷/少陰病篇）
　　　　　［人参・附子］— 脾胃の虚弱を治し陽気を救い，背悪寒，手足寒を

治す．

④ 附子粳米湯．腹中ノ寒気，雷鳴切痛シ，胸脇逆満シ，呕吐ス．

(金 / 腹満寒疝宿食病篇)

　　［附子・粳米］── 陽気を救い津液を生じて，腹中の寒気を除き，雷鳴痛を治す．

　白通湯．少陰病．下利．(傷 / 少陰病篇)

　　［葱白・乾姜］── 虚気の上逆を下降して陽気をかよわせ下利を治す．

　真武湯．少陰病，腹痛シ，小便利セズ，四肢沈重疼痛シ，自下利スル者ハ此レ水気有リト為ス．(傷 / 少陰病篇)

　　［朮・芍薬］

　四逆加人参湯．悪寒シ，脈微ニシテ復タ利シ，利止ムハ亡血ナリ．

　　［人参・附子］　　　　　　　　　　　　　　　　(傷 / 霍乱病篇)

⑤ 茯苓四逆湯．病仍ホ解セズ煩躁スル者．(傷 / 太陽病中篇)

　　［附子・茯苓］

⑥ 附子瀉心湯．心下痞シ，而シテ復ッテ悪寒シ，汗出ヅ．(傷 / 太陽病下篇)

　　［大黄・附子］── 体内に留滞した寒邪を温めて排出する．

　大黄附子湯．脇下偏痛，発熱シ，其ノ脈緊弦ナルハ，此レ寒ナリ，温薬ヲ以テ之ヲ下セ．(金 / 腹満寒疝宿食病篇)

　　［大黄・附子］

*

※一般に附子は体を温める作用に長じ，烏頭は疼痛を去る作用に長じている．

※附子の祛寒作用は桂枝，乾姜等に比しはるかに優れている．故に亡陽の証には必ず使用する．
　桂枝は腎を温め脾胃を温める作用に長じ，乾姜は中焦と肝を温めるが，腎を温める作用は，附子，桂枝には及ばない．

※附子は大黄や桂枝のような寒剤と同時に配合されると，頑固なこびりついた病を動かすことができる．

※附子は作用する薬方の中で最も組み易い生薬，乾姜，甘草，茯苓，人参，粳米等の性を考慮しつつ症を求めて行けば虚寒を温め陽気を救う要薬としての役割を求めることができる．
　烏頭，附子を煎じる時間は1時間以上かけて充分に加熱加水分解の工程を経なければならない．
　烏頭の使用にあたっては必ず蜜を忘れてはならない．

※附子に中毒すると1時間位で手指がじりじりと痺れ始め，次第に足に及ぶ．2時間も経つと胸が圧迫されるようで息切れし，次いで四肢末端に蟻走感が走る．胸部圧迫は愈愈強くなり，全身に冷汗が流れ，顔面は蒼白，口唇はチアノーゼを呈し皮膚に触ると冷たい．脈は緊張弱く著明な不整脈．呼吸困難，唾液分泌増加，舌は回らず瞳孔は散大する．歩くとフラフラし，目がまぶしく，向こうの家の軒が次第に下がるように見えることもある．

軽度の附子中毒は味噌汁をのませて2～3時間放置すると治ってしまうことが多い．

黒豆5g，甘草20gを濃煎した汁が効く場合がある．

※烏頭，附子を服用してアレルギー症状を起こすことがあるが，これは中毒と別である．

〈附子〉　　烏頭 → 次項へ

[桂枝・附子] — 悪寒．大量の桂枝は疼痛を治す

　桂枝加附子湯 — 悪風，屈伸シ難キ者

　桂枝附子湯 — 身体疼煩　　　甘草附子湯 — 骨節煩疼

　桂芍知母湯 — 諸肢節疼痛，身体尪羸

[甘草・附子] — 悪寒

　芍甘附子湯 — 悪寒　　　　　桂枝附子湯 — 脈虚濇

　甘草附子湯 — 悪風　　　　　四逆湯 — 四肢厥逆

[附子・茯苓] — 陽気不順

　八味丸 — 下部陽気不順　　　真武湯 — 虚熱

　附子湯 — 背悪寒　　　　　　茯苓四逆湯 — 煩躁

[桂枝・知母] — 渇を止め疼痛を治す

　桂芍薬知母湯 — 疼痛，尪羸

[人参・附子] — 背悪寒，手足寒

    附子湯 — 手足寒　　　　　四逆加人参湯 — 悪寒

    茯苓四逆湯 — 煩躁

[附子・粳米] — 雷鳴切痛

    附子粳米湯 — 腹中雷鳴切痛

[附子・半夏] — 腹中切痛

    附子粳米湯 — 腹中雷鳴切痛　　利膈湯 — 膈噎

[附子・敗醬根] — 癰膿

    薏苡附子敗醬散 — 腸癰

[薏苡仁・敗醬根] — 腸癰

    薏苡附子敗醬散 — 腸癰

[大黄・附子] — 温めて排出

    附子瀉心湯 — 心下痞し，悪寒　　大黄附子湯 — 温薬で下す

烏頭

温める
一身の寒堅凍凝．

トリカブトの母根．切断面は白色．かむと苦く，口中をひどくしびれさせる．

修治の課程でアコニチンアルカイドを多く含むものを烏頭と呼ぶことがある．

一身の寒堅凍凝を温めて和し，
①腹痛し逆冷する者　②歷節痛　③腹中寒気厥逆　④心痛　を治す．

① 烏頭桂枝湯．寒疝，腹中痛ミ，逆冷シテ不仁ス．身疼痛。灸刺諸薬ニテ治スル能ワズ．（金／腹満寒疝宿食病篇）
　　［烏頭・桂枝］── 水血の寒堅凍凝を緩め表気を和し，腹痛，四肢節を治す．

② 烏頭湯．歷節ヲ病ミ，屈伸スベカラズ疼痛ス．（金／中風歷節病篇）
　　［烏頭・麻黄］── 水血の寒堅凍凝を緩め表位の水気を逐い，屈伸すべからざる疼痛を治す．

③ 赤丸．腹中寒気厥逆．（金／腹満寒疝宿食病篇）
　　［烏頭・茯苓］── 水血の寒堅凍凝を緩め水気の逆行を下降し激しい寒気を治す．
　　一方に［烏頭・桂枝］

④ 烏頭赤石脂丸．心痛背ニ徹シ，背痛心ニ徹ス．（金／胸痺心痛短気病篇）
　　［烏頭・乾姜］── 水血の寒堅凍凝を緩め陽気をかよわせ心痛を治す．

　　　　　　　　　　　　＊
※烏頭剤の使用時は絶対に蜜を忘れてはならない．

〈烏頭〉

［烏頭・桂枝］── 腹痛，四肢痛　　　［烏頭・茯苓］── 激しい寒気
　烏頭桂枝湯 ── 外邪寒疝を触動　　　赤丸 ── 寒気厥逆

［烏頭・麻黄］── 疼痛　　　　　　　［烏頭・乾姜］── 心痛
　烏頭湯 ── 歷節風の聖薬　　　　　　烏頭赤石脂丸 ── 心痛

細辛

温める
古い寒.

ウスバサイシンの根.
極めて細く,かむと山椒のように辛く,舌を麻痺する.外部は淡褐色.破折面は白い.
気味が激しく新しいもの.

陳旧を温めて陽気を扶け,
①水血のからみを調和し　②裏の冷えを除き　③水血の凝結を温める

① 小青竜湯.発熱シテ欬.　　　→3 麻黄 (p.198)
　　　［細辛・五味子］— 陳寒を温め滋潤して欬を治す.
　苓甘姜味辛夏仁湯.前方で発汗できない虚した欬.　　→3 茯苓 (p.217)

② 麻黄附子細辛湯.少陰病,始メテ之ヲ得反ッテ発熱.　→3 麻黄 (p.198)
　　　［麻黄・細辛］— 表位上部の水気を和し陳寒を温め欬を治す.
　桂枝去芍薬加麻黄附子細辛湯.気分,心下堅,大ナルコト盤ノ如ク,辺施杯ノ如キハ,水飲ノ作ス所.（金/水気病篇）
　　　［細辛・附子］— 陳寒を温め衰乏した陽気を救い盤の如く大なる心
　　　　　　　　　　下堅を治す.
　赤丸.腹中寒気厥逆.　→ 烏頭 (p.242)
　　　［細辛・烏頭］— 陳寒を温め一身の寒堅凍凝を和し,激しい寒気を
　　　　　　　　　　治す.

③ 当帰四逆湯.手足厥寒.
　　　［細辛・当帰］
　大黄附子湯.温薬ヲ以テ之ヲ下ス.　　→7 大黄 (p.258)
　　　［細辛・附子］

　　　　　　　　　　　　　　　＊

※細辛の功は五味子に似ている.五味子は津液を生じ枯燥を潤す.細辛は陳寒を温めて陽気を助ける.両者合してよく欬を治す.
　細辛の辛く,舌を麻痺する味は附子に似ている.新陳代謝賦活作用は附子のほうが強い.附子は衰えた陽気を救い,細辛は陽気を助けるとも云えよう.両者合してよく虚寒の症を治す.細辛の陳寒を温める功は大きい.宇津木昆台は防已黄耆湯証で寒ある者には附子ではなく細辛を用いよと云う

〈細辛〉

[細辛・五味子] ― 欬

 小青竜湯 ― 発熱シテ欬　　　苓甘姜味辛夏仁湯 ― 滋潤して欬

[麻黄・細辛] ― 欬

 小青竜湯 ― 発熱シテ欬　　　麻黄附子細辛湯 ― 陰虚証で欬

[麻黄・附子] ― 陽気を和す

 麻黄附子細辛湯 ― 直中の少陰病

 大黄附子湯 ― 温薬で之を下す　赤丸 ― 腹中寒気厥逆

 桂枝去芍薬加麻黄附子細辛湯 ― 衰乏した陽気を救う

6 清熱

- **黄連** —— 心胸中の鬱熱を瀉し．
- **黄芩** —— 心下，胃の血鬱を瀉し．
- **黄檗** —— 下焦の湿熱を清し．
- **柴胡** —— 胸脇に鬱積する熱を駆る．
- **梔子** —— 心胸中の鬱熱を瀉去し．
- **石膏** —— 内外の鬱熱を清す．

黄連

清熱
心胸中の熱結.

オウレンの根茎.
ひどく苦く，内堅実で淡黄色．丹波，加賀黄連と称する地物がよい．

心胸中の熱結を瀉して，
①心中煩悸　②心下の痞，痞鞕　③腹痛　④下利　を治す．

① 葛根黄連黄芩湯．利遂ニ止マズ，脈促．　→4 葛根 (p.225)
　　　［黄連・黄芩］— 心胸中の血気を下降し胃熱をさまし，瀉心の源方
　　　　　　　　　　となし，心下の痞，痞鞕を解し，吐，下利，出血，
　　　　　　　　　　心煩等を治す．
　黄連阿膠湯．心中煩シテ臥スルヲ得ズ．（傷/少陰病篇）
　　　［黄連4・阿膠］— 心胸中の熱結を下降し血分を滋潤して心煩を治す．
　小陥胸湯．小結胸．　→3 半夏 (p.206)
　　　［黄連・栝呂実］

② 大黄黄連瀉心湯．心下痞シ，之ヲ按ジテ濡(なん)．（傷/太陽病下篇）
　　　［大黄・黄連］— 胸中に迫る血気を下して心下痞を治す．
　瀉心湯．心気不定，吐血衂血ス．（金/驚悸吐衂下血胸満瘀血病篇）
　　　［黄連・黄芩］
　半夏瀉心湯．心下痞．（傷/太陽病下篇）
　　　［黄連・黄芩］

③ 黄連湯．胸中ニ熱有リ，胃中ニ邪気有リ，腹中痛ミ，嘔吐セント欲ス．
　　　　　　　　　　　　　　　　　　　　　　　　（傷/太陽病下篇）
　　　［黄連・乾姜］— 胸中の熱結を瀉し陽気を助け腹中痛を治す．

④ 白頭翁湯．熱利，下重スル者．（傷/厥陰病篇）
　　　［黄連・白頭翁］— 心胸中の熱結を瀉し血分を収渋して熱性下利で
　　　　　　　　　　　渇する者を治す．

*

※黄連，黄芩，黄檗，梔子はみな苦寒の剤で，熱を清して湿を乾かし，火邪を瀉して解毒に働く．黄連は上焦に働き熱結を瀉して心煩を除き，黄芩は中焦の熱を清し，黄檗は腎の火邪を瀉して虚熱を退け下焦の湿熱を除く．梔子も苦寒の剤で，清熱，瀉火の能はあるが，上・中・下三焦の熱を清し，表熱，裏熱を双解する．

※黄連は血分を開くを以て功となす．その症は陽気不足，胃気不順にして上迫する故に，陽明証，その他の実証には黄連を内れず，但大黄連瀉心湯，三黄瀉心湯のみ黄連を合す．

〈黄連〉

[黄連・黄芩] ― 瀉心の源方

 半夏瀉心湯 ― 心下痞　　　葛根黄連黄芩湯 ― 利遂ニ止マズ

 瀉心湯 ― 心気不定　　　　黄連阿膠湯 ― 心中煩

 附子瀉心湯 ― 心下痞して悪寒　黄連解毒湯 ― 心下煩悶

[黄連・阿膠] ― 胸中の瘀熱

 黄連阿膠湯 ― 心中煩

[大黄・黄連] ― 心下痞

 大黄黄連瀉心湯 ― 心下痞，濡　　瀉心湯 ― 心気不定

[梔子・黄檗] ― 血鬱

 黄連解毒湯 ― 心下煩悶　　　梔子檗皮湯 ― 身黄，発熱

 大黄硝石湯 ― 裏実の黄疸

[黄連・乾姜] ― 腹痛

 黄連湯 ― 腹中痛ム

[黄連・白頭翁] ― 熱利

 白頭翁湯 ― 熱利下重

黄芩

清熱
胃, 心下の血鬱.

コガネバナの根.
外部茶褐色で内部は文字通りの黄金色. 質重く苦いもの. 中に朽ちたアンコがあれば除いて用いる.

胃, 心下の血鬱を瀉し, 心下の痞, 痞鞕を解し,
①下利　②嘔吐　③胸脇苦満　④煩　を治す.

① **黄芩湯**. 太陽ト少陽ノ合病ニシテ自下利スル者.（傷／太陽病下篇）
　黄芩加半夏生姜湯. 若シ嘔スル者.（傷／太陽病下篇）
　　　　［黄芩・芍薬］
　　　　［黄芩・大棗］── 胃熱をさまし胃を滋潤して嘔を治す.
　　葛根黄連黄芩湯. 利遂ニ止マズ.　→ 4 葛根 (p.225)

② 半夏瀉心湯. 心下痞ス.　→ 黄連 (p.246)
　　　　［黄連・黄芩］

③ 小柴胡湯. 胸脇苦満.　→ 柴胡 (p.251)
　　　　［柴胡・黄芩］
　　柴胡桂枝乾姜湯. 胸脇満微結.　→ 柴胡 (p.251)
　　　　［柴胡・黄芩］
　　大柴胡湯. 心下急.　→ 柴胡 (p.251)
　　　　［柴胡・黄芩］

④ 瀉心湯. 心気不定.　→ 黄連 (p.246)
　　大黄䗪虫丸. 乾血.　→ 2 桃仁 (p.183)
　　　　［黄芩・地黄］

　　　　　　　　　　＊

※心下から胃中までの鬱積した熱血を瀉す黄芩は働き者で, 芍薬に合して下利, 大棗に合して嘔・渇を治し, 黄連と組んで瀉心の源方となり心下の痞, 痞鞕を治し, 柴胡に合して胸脇苦満, 地黄に合して四肢の煩熱, また人参に合して心下痞鞕を治す. 黄芩の性は血気下降を主とする故である.

※シソ科に属するコガネバナの繁殖力は旺盛で, 畑全面を覆った花の群がりは一驚に値する. 陶弘景は黄芩の芩は黄金色の意と云うのはその根の色を言ったのである. 先人は根のアンコと呼ばれる黒い芯を除いて用いよと云う. アンコが出来るまでには数年の栽培年数がかかる. ここで始めて完熟して始めて人の為に役立つのである. 資源不足に事かりてアンコもできないうちに早目に起りあげられて, 副作用などと汚名を着せられてはコガネバナが可哀想である.

〈黄芩〉

[黄芩・大棗] — 嘔

  半夏瀉心湯 — 嘔　　　　　　小柴胡湯 — 喜嘔

  大柴胡湯 — 嘔止マズ　　　　黄芩湯 — 嘔, 渇

黄檗

清熱
下焦の湿熱．

キハダの樹皮．
皮厚く深黄色．極めて苦いもの．

下焦の湿熱を清し，
①黄疸　②心下煩悶　③熱性下利　を治す．

① 梔子檗皮湯．身黄，発熱．　　→ 梔子 (p.253)
　大黄硝石湯．黄疸，腹満，小便利セズシテ赤ク．（金/黄疸病篇）
　　　［黄檗・硝石］— 下焦の湿熱を瀉し二便の閉結を通じて黄疸を治す．

② 黄連解毒湯．心下煩悶，熱毒．　　→ 黄連 (p.246)
　　　［梔子・黄檗］

③ **白頭翁湯．熱利，下重．**（金/嘔吐噦下利病篇）
　　　［白頭翁・黄檗］— 血をめぐらし下焦を堅くして湿熱を除き，熱利，渇を治す．

　　　　　　　　　　　　　　　*

※黄檗の清熱作用は，下焦特に腎，膀胱，生殖器，大腸などに関連した症状に用いることが多い．

※キハダは水はけのよい所ならば土地を選ばず亭亭と育つ．手入れは枝打ちだけでよい．成分であるベルベリンの含有量の多い苗を選び植えておくだけで人に自然にどれだけ役立つか計り知れない．防風林としても良い．
　吉野に製する陀羅尼助は黄檗の濃煎汁で熊胆の代りに用いられると云う．それもその筈日本の良質キハダは色は明るく深黄色，味は苦いが心地良い．
　近くにキハダがあれば，目に点じ，胃によく，精神によく，その粉は打ち身に用いて良い．そして風よけによい．キハダを植える運動を拡げよう．

柴 胡

清熱
胸脇に鬱積した熱を駆る.

ミシマサイコの根. 鼠の尾のようで細長く, 皮は黒褐色, 味は苦く香りがあり, 変り玉のようで茶色のアメ色.

胸脇に鬱積する熱を駆り, 少陽部位の主薬にして胸脇苦満, 往来寒熱, 呕, 心煩, 欬, 経水不利, 黄疸等を治す.

小柴胡湯. 往来寒熱シ, 胸脇苦満シ, 黙々トシテ飲食ヲ欲セズ, 心煩シ, 喜呕ス. (傷/太陽病中篇)
　　　　身熱悪風シ, 頸項強バリ, 脇下満チ, 手足温ニシテ渇ス.
　　　　　　　　　　　　　　　　　　　　　　　　(傷/太陽病中篇)
　　　　経水適断ツ. (傷/太陽病下篇)
　　　　諸黄腹痛ミテ呕スル者. (金/黄疸病篇)
　　[柴胡・黄芩] — 胸脇に鬱積する熱を駆り心下の血熱を下降して胸脇苦満, 往来寒熱, 呕, 心煩, 欬, 経水不利, 黄疸を治す.
　　[柴胡・甘草] — 胸脇の気熱を和し, 切迫症状を緩和して, 肝気の鬱結を散じて心煩を治す.

柴胡桂枝乾姜湯. 胸脇満微結シ, 渇シテ呕セズ, 頭汗出デ, 往来寒熱シ, 心煩ス. (傷/太陽病下篇)
　　[栝呂根・牡蛎] — 津液を生じ水血の凝血を軟らげ, 渇, 小便不利を治す.

柴胡桂枝湯. 発熱シ, 微悪寒シ, 支節煩疼シ, 微呕シ, 心下支結シテ外証未ダ去ラザズ. (傷/太陽病下篇)

四逆散. 少陰病, 四逆. (傷/少陰病篇)
　　[柴胡・枳実] — 心下の痞鞕拘攣を治す.

柴胡加竜骨牡蛎湯. 胸満煩驚シ, 小便利セズ, 譫語シ, 一身尽ク重ク, 転側ス可カラズ. (傷/太陽病中篇)
　　[竜骨・牡蛎] — 固気し水血の凝堅を軟らげ臍上動悸を鎮め驚癇を治す.

　　　　　　　　　　　　　　　＊

※サイコの使用頻度は高い. 以前の日本伝統漢方を支えていたのは国産の良質ミシマサイコであったと言っても過言ではない. 近時心煩の症が激増して肝気鬱結を散じる柴胡・甘草の薬能が注目されている. 火山灰地が多い本邦ではミシマサイコの栽培は充分に可能である. 早く取り組まねばならない生薬の一つである.

〈柴胡〉

[柴胡・黄芩] — 胸脇苦満, 往来寒熱

　　柴胡桂枝乾姜湯 — 胸脇満微結, 心煩

　　小柴胡湯 — 往来寒熱, 胸脇苦満

　　大柴胡湯 — 心下急　　　柴胡加竜骨牡蛎湯 — 胸満煩驚

[柴胡・甘草] — 肝気鬱結

　　柴胡桂枝乾姜湯 — 心煩　　　小柴胡湯 — 心煩

　　四逆散 — 四逆　　　　　　　抑肝散 — 肝経虚熱

　　補中益気湯 — 形神労復　　　加味逍遙散 — 脾胃血虚

[柴胡・枳実] — 拘攣

　　四逆散 — 四逆　　　　　　　大柴胡湯 — 心下急

[竜骨・牡蛎] — 臍上動悸

　　桂枝加竜骨牡蛎湯 — 失精家　　桂枝甘草竜骨牡蛎湯 — 火逆

　　救逆湯 — 驚狂　　　　　　　柴胡加竜骨牡蛎湯 — 胸満煩驚

梔子

清熱
心胸部の鬱熱を瀉去.

クチナシの果実.
皮薄く色赤きもの.

心胸中の鬱熱を瀉去し，上焦の気を下焦に下降せしめ，
①心中もやもやとして苦しみ身熱あり心下軟なる者
②熱気が肌表に及ぶ者　③実熱の黄疸　を治す.

① 梔子豉湯．虚煩シテ眠ルヲ得ズ，反覆顛倒シ，心中懊憹ス．(傷/太陽病中篇)
　　　　［梔子・香豉］── 心胸中の鬱熱を瀉去し腎気を鎮め潤ほし，心中も
　　　　　　　　　　　　やもやとして眠れず，じっとしておられず，心下
　　　　　　　　　　　　軟なる者．

② 梔子檗皮湯．身黄バミ発熱スル者．(傷/陽明病篇)
　　　　［梔子・黄檗］
　　　黄連解毒湯．心下煩悶，熱毒．　→ 黄連 (p.246)

③ 茵蔯蒿湯．頭ノミ汗出デ，小便不利，渇シテ水漿ヲ引ク者ハ，瘀熱裏ニ在
　　　リト為ス．(傷/陽明病篇)
　　　　　　　身黄バミ梔子色ノ如ク，小便利セズ．(傷/陽明病篇)
　　　　［梔子・茵蔯］── 心胸部の鬱熱を瀉去し瘀汁を行らせ黄疸を治す.
　　　　［梔子・大黄］── 心胸部の鬱熱を瀉去し，二便の燥結を散じ，実熱
　　　　　　　　　　　　の黄疸を治す．
　　　大黄硝石湯．黄疸，腹満．　→ 黄檗 (p.250)
　　　　　［梔子・大黄］

〈梔子〉

［梔子・香豉］── 虚煩

　　梔子豉湯 ── 心中懊憹

［梔子・茵蔯］── 黄疸

　　茵蔯蒿湯 ── 黄疸

［梔子・大黄］── 実熱の黄疸

石膏

清熱
内外の鬱熱を清する.

軟石膏 $CaSO_4, 2H_2O$. 鑞様の光沢のある白色の層をなし,縦に束針状の紋理ある軟らかいもの.

内外の鬱熱を清し煩渇を治し,
①汗を発し ②裏気の上逆を和し ③裏熱を清し渇を止める

① 大青竜湯. 汗出デズシテ煩躁スル者.　　→3 麻黄 (p.198)
　　　　[桂枝・麻黄・石膏] — 汗を峻発させて表裏倶に徹する熱を解す.
　桂枝二越婢一湯. 熱多ク寒少ナシ.　　→3 麻黄 (p.198)

② 麻杏甘石湯. 汗出デテ喘シ,大熱無シ.　　→3 麻黄 (p.198)
　　　　[麻黄・石膏]
　越婢湯. 風水,悪風.　　→3 麻黄 (p.198)
　続命湯. 中風,痱.　　→3 麻黄 (p.198)
　　　　[桂枝・麻黄・石膏]
　竹葉石膏湯. 虚羸,少気シ,気逆シテ吐セント欲ス.（傷/差後労復病篇）
　　　　[竹葉・石膏] — 心胸を涼しくして内外の鬱熱を清し,虚気の逆迫
　　　　　　　　　　　を下降して少気を治す.
　木防已湯. 喘満,心下痞堅.　　→3 防已 (p.201)
　　　　[桂枝・石膏] — 表気を和し裏気の迫りを緩め心下痞堅を治す.
　竹皮大丸. 婦人,乳中虚シ,煩乱嘔逆.（金/産後病篇）
　　　　[桂枝・石膏]

③ **白虎湯. 三陽ノ合病,腹満シ,身重ク,口不仁ニシテ面ニ垢ツキ,譫語シ,**
　　遺尿シ,自汗出ヅ.（傷/陽明病篇）
　　　　傷寒,脈滑ニシテ厥シ,裏ニ熱有リ.（傷/厥陰病篇）
　　　　[石膏・知母] — 熱を清し燥を潤して裏熱をさまし裏熱,煩渇を治す.
　　　　[石膏・粳米] — 裏熱をさまし津液を生じ煩渇を治す.
　白虎加人参湯. 大煩渇シテ解セズ脈洪大ナル者.（傷/太陽病上篇）
　　　　[知母・人参] — 燥を潤し腎の機能を高め,煩渇を治す.
　白虎加桂枝湯. 温瘧,但ダ熱シ,骨節煩痛シ,時ニ嘔ス.（金/瘧病篇）
　　　　[桂枝・石膏]

　　　　　　　　　　　　　　　*

※桂枝は気を開いて発散の能あり,石膏は気をゆるめて下降沈墜の力がある. これ
　内外の別である.

※石膏は糖分のあるところではよく溶ける. 方中の甘草の量は石膏の溶解度と関係

があるのでは？

※知母は清熱，潤燥の能あり．凡そ清熱の物には潤燥の能なく，潤燥の者には清熱の能がないが，知母は両方を兼ね備えている．
知母は性和緩で，石膏或は附子と相通じて用いられる．

〈石膏〉

[桂枝・麻黄・石膏] ― 汗を峻発

  大青竜湯 ― 汗出デズシテ煩躁　　桂枝二越婢一湯 ― 熱多寒少

  小青竜湯加石膏 ― 煩躁

[竹葉・石膏] ― 虚気の逆迫を下降

  竹葉石膏湯 ― 虚羸少気　　　　　竹皮大丸 ― 乳中の熱を除く

[石膏・半夏・麦門冬] ― 気の上逆を鎮める

  竹葉石膏湯 ― 虚羸少気　　　　　麦門冬湯加石膏 ― 欬逆上気

  釣藤散 ― 肝厥頭暈

[桂枝・石膏] ― 内外の気を和す

  木防已湯 ― 心下痞堅　　　　　　白虎加桂枝湯 ― 温瘧

  竹皮大丸 ― 乳中虚

[石膏・知母] ― 大煩渇

  白虎湯 ― 渇

[石膏・粳米] ― 煩渇

  白虎湯 ― 渇

[知母・人参] ― 渇

  白虎加人参湯 ― 渇

7 通利

大黄 —— 消化器内の結毒を通利．

芒硝 —— 腸管内を破堅，潤燥．

大黄

通利
腸管内の結毒.

ダイオウの根茎.
よく肥大して色は深黄色,質はよくしまって割合に軽く,味は苦く芳香があり,噛めば唾液を黄色に染める.錦紋大黄と称するものを古方家は賞用する.

消化器内の結毒を通利して二便を利し,
①陽明症の実熱を除き　②大便の不通を利し　③胸中,心中の血気を下降し　④発黄　⑤瘀血　を治す.

① **調胃承気湯.** 胃気和セズ讝語ス.（傷/太陽病上篇）
　　　　　　悪寒セズ,但熱ス.（傷/太陽病中篇）
　　［芒硝・大黄］— 燥を潤ほし二便の閉結を利し,讝語,潮熱,燥屎等を治す.
　　［大黄・甘草］— 大便の急迫秘閉を和緩し通し,嘔吐,腹痛,腹満を治す.

　小承気湯. 腹大満シテ通ゼズ.（傷/陽明病篇）
　　［枳実・大黄］

　大承気湯. 陽明病,讝語シテ潮熱有リ,燥屎有ル者.（傷/陽明病篇）
　　［芒硝・大黄］

　厚朴三物湯.痛ンデ閉ザス.
　　［枳実・厚朴8］

② **大黄甘草湯.** 食シ已ッテ即チ吐スル者.（金/嘔吐噦下利病篇）
　　［大黄・甘草］

　麻子仁丸.小便数,大便則チ堅.　→ 1 枳実 (p.169)
　　［枳実・大黄］

　桂枝加大黄湯. 腹満シテ時ニ痛ミ大実痛スル者.（傷/太陰病篇）
　　［大黄・甘草］

③ 大柴胡湯.心下急.　→ 6 柴胡 (p.251)
　　［枳実・大黄］

　柴胡加竜骨牡蛎湯.胸満煩驚.　→ 6 柴胡 (p.251)
　瀉心湯.心気不定,吐血,衄血.　→ 6 黄連 (p.246)

④ 茵蔯蒿湯.瘀熱裏ニ在リ,発黄.　→ 6 梔子 (p.253)
　　［梔子・大黄］

⑤ 桃核承気湯.少腹急結スル者.　→ 2 桃仁 (p.183)
　　［桃仁・大黄］

　大黄牡丹皮湯.腸癰.　→ 2 牡丹皮 (p.186)

抵当湯．膀胱満急，瘀血．　　→2 桃仁 (p.183)
　　　　[桃仁・大黄]
　　大黄䗪虫丸．乾血．　　→2 桃仁 (p.183)
　　　　[桃仁・大黄]

＊

※李東垣曰く，大黄能く陳を推し，新を致し，禍乱を定めて以て太平を致す如し．将軍の号有る所以也．これ乃ち濁気を疎滌して清気を来し招く者也．因みに甘草の称号は国老．

※大黄は走りて守らず，芒硝は直ちに往きて堅を砕く．その破堅の中に自ら潤乾の能有り．大黄・芒硝二薬相順ひて峻下の剤となす．
硝黄相合するときは実熱を蕩滌するの功大いに峻とし，芒硝ばかりにては軟堅，除熱の功有りと雖も，但能く小便を利して，泄下の勢少しく緩し．大黄は芒硝を得て蕩滌の功を益し，芒硝は大黄有りて破砕の勢を加う．

※栝呂根にも燥を潤す能があるが，それは疲労困憊に因る津液が不足したものであり，芒硝のそれは裏熱燻蒸より腸胃に水分が不足して小便不利，大便難なるを鎮めてめぐらす能がある．

〈大黄〉

[芒硝・大黄] ― 通利して実熱を払い除く

　　調胃承気湯 ― 排便して熱を除く

　　大承気湯 ― 大実を砕く　　　　大黄牡丹皮湯 ― 実証の腸癰

　　桃核承気湯 ― 実証瘀血　　　　橘皮大黄朴硝湯 ― 宿滞

[大黄・甘草] ― 大便を通じる

　　大黄甘草湯 ― 食欲上に衝いて下降せず

　　桂枝加大黄湯 ― 腹満して便秘

芒硝

通利

結毒を破堅，潤燥．

MgSO₄，または
Na₂SO₄・10H₂O
或はこれらの混合物．

　消化器内の結毒を軟らげ燥を潤ほし下泄して熱を除く，大黄に合して実熱を払い除く力を強め，

①腸胃の実熱を除き　②瘀血を破る　また③腸胃の実燥を潤す（芒硝のみ）

① 調胃承気湯．胃気和セズ，譫語ス．　　→ 大黄 (p.258)
　　　　［大黄・芒硝］
　大承気湯．譫語シテ潮熱有リ．燥屎有ル者．　→ 大黄 (p.258)
　　　　［大黄・芒硝］
　柴胡加芒硝湯．日晡所潮熱ヲ発ス．　→ 大黄 (p.258)
　　　　［大黄・芒硝］

② 桃核承気湯．少腹急結．　→ 2 桃仁 (p.183)
　　　　［大黄・芒硝］
　大黄牡丹皮湯．腸癰．　→ 2 牡丹皮 (p.186)
　　　　［大黄・芒硝］

③ 木防已去石膏加茯苓芒硝湯．喘満，心下痞堅，愈エザル者．

（金／痰飲欬嗽病篇）

　　　［芒硝・人参］― 腸胃の実燥を潤す．

主な参考文献

奥田謙蔵：傷寒論講義　医道の日本社　1954

藤平健主講：類聚方広義解説　創元社　1999

田畑隆一郎：よくわかる金匱要略　源草社　2004

田畑隆一郎：漢法フロンティア　源草社　2011

田畑隆一郎：漢法ナビゲーション　源草社　2013

おわりに

　漢法に志して、追い求めた"傷寒論"の謎は二味の薬徴にあったようです。そして薬能機能図と云う名の楼閣も見えてきました。

　患者さんを前にして限られた時間のなかで、誤りはないとしても落度があったとしたら何よりも患者さんに申し訳が立ちません。そして"証"は流れていますから遣り返しはできません。

　症状→症候→二味の薬徴→薬方・証とそつ無く進みたいものです。そのとき座右に置いた本書がきっと手助けになると信じます。

　今回もまた源草社社長、吉田幹治氏の並並ならぬ情熱と英知による編集、出版の労を記して厚く御礼申しあげます。

　　　　　　　　　　　　　　　　　　　　米寿の翁　冷や水をあびながら
　　　　　　　　　　　　　　　　　　　　　　　　　　田畑隆一郎

著者略歴

田畑 隆一郎（たばた たかいちろう）

1930年、北茨城市に生まれる。東京薬科大学にて川瀬清先生より薬用植物、漢方の手ほどきを受ける。生地に関本薬局を開業し、荒地を借りて1.3ヘクタールの薬草園を造り、有機農法により運営。藤平健先生、小倉重成先生に師事し、2000年薬学博士取得（東邦大学大学院薬学研究科）。

著書に『傷寒論の謎』『漢法サインポスト』『漢法ルネサンス』『傷寒論図説』『よくわかる金匱要略』『薬徴』『漢方 第三の医学。健康への招待』『比較傷寒論』『漢法フロンティア』『漢法ナビゲーション』『きぐすり曼陀羅』（源草社）

住所／〒319-1724　茨城県北茨城市関本町八反185-2
TEL・FAX／0293-46-1415

漢法治癒ノート（かんぽうちゆノート）

2017年11月25日　第一刷発行

著　者：田畑隆一郎
発行者：吉田幹治
発行所：有限会社 源草社
　〒101-0051 東京都千代田区神田神保町1-19 ベラージュおとわ2F
　電話 03-5282-3540　FAX 03-5282-3541
　http://gensosha.net/
　e-mail info@gensosha.net

印刷　株式会社上野印刷所
乱丁・落丁本はお取り替えいたします。
© Takaichiro Tabata, 2017 Printed in Japan
ISBN978-4-907892-14-2

JCOPY　＜(社)出版者著作権管理機構 委託出版物＞
本書の無断複写は著作権法上での例外を除き禁じられています。複写される場合は、そのつど事前に、(社)出版者著作権管理機構（電話 03-3513-6969、FAX 03-3513-6979、e-mail:info@jcopy.or.jp）の許諾を得てください。

源草社 田畑隆一郎作品

傷寒論の謎 二味の薬徴	薬草園のエネルギーが二味の薬徴の発想となり、傷寒論の謎に迫る。大ヒットした著者の処女作。	2002年2月刊 A5判並製 446頁 オンデマンド版 本体：5,500円＋税
新装版・漢法サインポスト 症候別薬方運用の道しるべ	病人の現す症状を二味の薬徴により解析して証を求める。	1997年4月刊　2008年第3刷 A5判並製　280頁 本体：4,800円＋税
傷寒論図説 証の転変と対応する薬方	証は流れる病態である。常に薬方と相対しながら。その流れに急流の傷寒あり、緩やかな中風あり。漢方研究家必携に便ならしめ図説してこれを示した。	2004年5月刊 A5判上製　320頁（2色刷り） 本体：6,500円＋税
よくわかる 金匱要略	主として慢性疾患を扱う「金匱要略」は難しい解説書が多い。高踏な理屈を並べてもヒトの病気は治るものではない。傷寒論に倣って病の流れを体系的に述べ、平易に解説した傷寒論の姉妹書。	2004年6月刊 A5判上製　600頁 本体：7,500円＋税
薬徴 漢方要薬利きかた効かせかた	生薬を知り、ときには栽培し、また採取し、そして相性の良い二味を組み合わせ、症状を考え、原典に顧みて証に結びつける。漢方実践基本の書。2006年に日本東洋医学会奨励賞受賞。	2005年6月刊 A5判上製　480頁 　　　　（カラー160頁） 本体：8,000円＋税
漢方 第三の医学。健康への招待	いま、日本で行われている漢方療法は中国医学の単なる受け売りではない。そこには先人の血のにじむような研鑽と、そこで発見し得た漢方独自の治療法があったのである。	2006年8月刊 四六判並製　288頁 本体：1,800円＋税
比較傷寒論	現在、多くの漢方家に支持されている奥田謙蔵先生の『傷寒論講義』を中心として、他二、三の諸家の論を併論して、傷寒論の真髄に迫り、漢方治療の原点を見極める必携の書。	2007年12月刊 A5判上製　1060頁 本体：10,000円＋税
漢法フロンティア	前書（漢法ルネサンス）を更に肉付けし、漢方全書の面目を躍如ならしめた大冊。この一冊を枕にすれば漢方のすべては事足りる。	2011年11月刊 上下巻2冊セット／ケース入り ・上巻 B5判上製 カラー 904頁 ・下巻 B5判上製 カラー 272頁 本体：22,000円＋税
漢法ナビゲーション 白夜航路に舵を取れ	前著『漢法フロンティア』の理論を更に深くつっ込み、しかも平易に日常の臨床に応用できる漢方治療座右の書。巻末に「傷寒論」「金匱要略」の条文を掲載する。	2013年9月刊 A5変型判上製　372頁 本体：3,800円＋税
きぐすり曼陀羅	きぐすり――生薬の世界を、一冊まるごとの図と表で表現。何よりも漢方薬を効かせるために。本書の根幹である「薬方機能図」で、薬方の構造・成り立ちを見事に解析。	2016年2月行 A5判並製　432頁 本体：5,000円＋税